Ayurveda wird seit 3000 Jahren in Indien und auf Sri Lanka gelehrt und mit großem Erfolg angewandt. Elisabeth Veit setzt in diesem Ratgeber die komplexe ayurvedische Lehre konsequent auf die Jahreszeiten um und zeigt, was der Leser tun kann, um seine Gesundheit bestmöglich zu fördern. Jede Jahreszeit wird von einem der drei sogenannten Doshas regiert, die als Grundprinzipien allem Leben zugrunde liegen. Die Autorin schlägt Tagespläne mit Hygiene- und Pflegetips sowie Rezepte für die verschiedenen Mahlzeiten vor und zeigt, wie sich die ayurvedischen Prinzipien von Januar bis Dezember anwenden lassen. Für jede Jahreszeit empfiehlt die Autorin eine spezielle Ausleitungskur mit anschließender Fastendiät und gibt Anregungen, wie man richtig mit Streß umgeht, das Immunsystem stärkt und die von den Jahreszeiten abhängigen Stimmungen besser regulieren kann. Ein Test, mit dem jeder Leser sein persönliches Dosha herausfinden kann, ein Glossar der Sanskrit-Begriffe und ein Adressenverzeichnis für ayurvedische Pflegeprodukte runden den Ratgeber ab.

Dr. Elisabeth Veit arbeitet freiberuflich als Redakteurin und Autorin in München. Ihre Themenschwerpunkte sind Naturmedizin, alternative Heilverfahren und Ernährung. Seit vielen Jahren beschäftigt sie sich mit Ayurveda und lernte von ayurvedischen Spezialisten die Herstellung pflanzlicher Heilmittel und Nahrungsergänzungen. Sie ist Schülerin des indischen Ayurveda-Arztes Prof. Dr. S. N. Gupta aus Gujarat. Von ihr sind bereits erschienen: ›Das Ayurveda Kochbuch‹ (1997), ›Das Ayurveda Heilkundebuch‹ (1998).

Elisabeth Veit

Mit Ayurveda durch das Jahr

Der sanfte Weg zu Gesundheit und Wohlbefinden

Deutscher Taschenbuch Verlag

Originalausgabe
Februar 1999
© 1999 Deutscher Taschenbuch Verlag GmbH & Co. KG,
München
Umschlagkonzept: Balk & Brumshagen
Umschlagfoto: © VCL/Bavaria Bildagentur
Gesetzt aus der SabonRoman 10/12˙ (3B2)
Gesamtherstellung: C. H. Beck'sche Buchdruckerei,
Nördlingen
Gedruckt auf säurefreiem, chlorfrei gebleichtem Papier
Printed in Germany · ISBN 3-423-36124-7

Inhalt

Ayurveda – eine praxisorientierte Lebensphilosophie ...　　7

Mensch und Natur ....　　10
　Fünf Elemente bauen die Welt.......................　　10
　Drei Doshas prägen jeden Menschen ....　　14
　Sechs Geschmacksrichtungen für die Ausgewogenheit　　23

Bewußt leben...　　29
　Sattvisch denken und handeln.......................　　29
　Ernährung als Vorbeugung ....　　36
　Berufliche Belastung und ihr Ausgleich..............　　43
　Sexualität, Erotik, Liebe ....　　52

Der Ayurveda-Konstitutionstest ....　　58
　Betrachten Sie sich objektiv! ....　　58
　Testauswertung ....　　63

Mit Ayurveda durch den Tag ....　　64
　Die Tagesplanung ....　　64
　Die tägliche Hygiene ....　　69
　Schlaf und Regeneration ....　　78
　Ayurvedischer Tagesrhythmus im Spiegel
　der Chronobiologie ....　　80
　Leben nach den Jahreszeiten ....　　82

Trockene Kälte – Winter – Vata.......................　　83
　Pflege und Schönheit bei erhöhtem Vata.............　　83
　Wohlgenährt durch den Winter......................　　87

Sex im Winter.. 106

Wintersport... 110

Im Winter reisen 111

Das Immunsystem bei Kälte stärken.................. 115

Das Schönheits- und Pflegewochenende 117

Nässe und hohe Luftfeuchtigkeit –
Frühjahr oder Herbst – Kapha........................ 125

Pflege und Schönheit bei erhöhtem Kapha............ 125

Mit leichter Kost durch die Nässe 130

Sex in Frühjahr und Herbst 146

Sport in den Übergangsmonaten 148

Im Frühjahr und Herbst reisen 149

Das Immunsystem bei Regen stärken................. 153

Die Fastenwoche 154

Wärme und Hitze – Sommer – Pitta 165

Pflege und Schönheit bei erhöhtem Pitta............. 166

Vegetarisch durch die Wärme 172

Sex oder Verzicht im Sommer 188

Sommersport.. 190

Im Sommer reisen 191

Das Immunsystem bei Hitze stärken................. 192

Die kleine Entschlackungskur 193

Einkaufsliste.. 201

Glossar 205

Ayurveda – eine praxisorientierte Lebensphilosophie

Ayurveda stammt aus Indien und wurde vermutlich ab 1500 vor unserer Zeitrechnung niedergeschrieben. Es ist die Zeit der hinduistischen Brahmanenherrschaft und der Veden, jener berühmten Schriften Indiens, die Zeugnis einer frühen Kultur geben. Mit seinem Präventiv- und Heilsystem, einer Ernährungslehre, Empfehlungen für die Lebensgestaltung, den Tagesablauf sowie das Zusammenleben von Frau und Mann bietet Ayurveda die älteste ganzheitliche Lehre zum Wohl der Menschen. Chinesen wie Tibeter griffen auf sie zurück.

Ayur beziehungsweise Ayus bedeutet auf Sanskrit Leben. Veda meint Wissen oder Lehre. Ayurveda ist das Wissen vom Leben – genauer gesagt dem möglichst gesunden, zufriedenstellenden Leben. Der früheste nachgewiesene Ayurveda-Internist aus Indien heißt Charaka. Er lebte vermutlich im zweiten Jahrhundert vor unserer Zeitrechnung und befaßte sich neben Heilkunde und Prävention mit typgerechter Ernährung, stärkenden und lebensverlängernden Nahrungsergänzungen, Zeugung und Geburt.

Das ayurvedische Ideal ist der körperlich, psychisch und geistig gesunde Mensch, der zufrieden nach ethischen Maßstäben lebt. Die Lehre empfiehlt eine Existenz im Einklang mit der Natur. In einer Zeit, in der Begriffe wie Luftverschmutzung, Umweltzerstörung und fremdbestimmtes Leben noch unbekannt waren, erkannten die ersten Vertreter des Ayurveda bereits diese Gefahren und betonten die Notwendigkeit einer Balance aller natürlichen Kräfte – im Menschen und in der Welt. Gerät ein einzelner aus dem Gleichgewicht, drohen individuelle Krankheiten; gerät die Erde aus dem Gleichgewicht, drohen Gefahren für alle.

Um die Entstehung des Ayurveda kursieren verschiedenste Mythen; fast alle haben eines gemein: Dieses Wissen soll von den Göttern stammen. Die Ashvin übergaben es einer Sage nach den Indern, als in vedischer Zeit plötzlich unbekannte Krankheiten ausbrachen. Ashvin ist der Name eines Zwillingspaars, das sich als Ärzte der Götter verdient machte. Zugleich war Ashvin eine frühe Bezeichnung für Heilkundige in Indien. Ihre Nachfolger, die ayurvedisch ausgebildeten Ärzte, heißen heute Vaidya. Ob die Götter Hilfe sandten oder ob heilkundige Gurus in Meditation versunken das Wissen um ein gesundes Leben, eine Naturmedizin und vorbeugende Ölbehandlungen entdeckten, wird niemand je beantworten können.

Oberstes Gebot ayurvedischer Medizin ist die Prävention: Nicht das Heilen steht im Vordergrund ärztlicher Kunst, sondern das Verhindern von Krankheiten. Vaidyas gehen davon aus, daß nur krank wird, wer bereits geschwächt ist. Nicht die Erreger allein lösen Beschwerden aus, sondern der instabile Körper wehrt sich nicht mehr ausreichend gegen Feinde und ermöglicht das Krankwerden. Wer permanent die körpereigene Abwehr trainiert und ein starkes Immunsystem aufbaut, ist gegen Krankheitserreger gewappnet. Eine solche Vorbeugung erreicht man durch einen bewußten Lebensstil – ausgerichtet auf den individuellen Typ:

- ausgewogene Ernährung bester Qualität und Frische mit ausgewählten Geschmacksrichtungen
- pflanzliche Nahrungsergänzungen zur Sicherstellung der optimalen Versorgung
- Stärkung der Verdauung durch Gewürze und Küchenkräuter
- körperliche Betätigung dem persönlichen Typ entspre-

chend, Bewegung an frischer Luft, Freizeitaktivitäten als Kontrast zum Berufsalltag

- individuell notwendige Ruhe, Streßausgleich und genügend, aber nie zuviel Schlaf
- Beobachtung körperlicher und psychischer Veränderungen, die Anfälligkeiten ermöglichen, und ihr sofortiger Ausgleich
- Anpassung des Lebensstils an Klima und Umgebung, an Tageszeit und Alter

Ayurveda ist als ganzheitliches Konzept immer und überall für jeden praktizierbar. Seine natürliche Präventivmedizin fußt auf drei Grundtypen, die in unterschiedlichster Zusammensetzung jeden Körper und jede Psyche prägen. Der Ayurveda-Konstitutionstest hilft Ihnen, Ihren Typ zu ermitteln, sich genauer einzuschätzen und Bedürfnisse zu erkennen. Lernen Sie die Wirkung der Natur auf Ihren Körper kennen. Machen Sie sich mit der Bedeutung von Klima, Lebensmitteln und Streß bzw. Ruhe auf Ihr Ich vertraut; und leben Sie Ihrem Typ gemäß. Die Empfehlungen in diesem Buch gelten für Gesunde.

Mensch und Natur

Ayurveda erklärt die Entstehung des Universums, der Welt, ihrer Pflanzen, Tiere und der Menschen aus den fünf Elementen: Äther, Luft, Feuer, Wasser und Erde. Die ersten Aufzeichnungen dieser Schöpfungslehre sind heute verschollen. Ayurvedisches Wissen wurde vermutlich lange mündlich verbreitet und erst in vedischer Zeit niedergeschrieben. Überliefert sind mehrere Darstellungen der Lehre sowie Kommentare. Indische Gelehrte beschrieben die Erschaffung der Welt, die Lebensphilosophie und Heilkunst durch die Jahrhunderte immer wieder neu und fügten stets Informationen aus ihrem Spezialgebiet hinzu. Diese Tradition existiert bis heute.

Charaka, der frühe Ayurveda-Internist, schildert in seiner über 2000 Jahre alten ›Samhita‹ die Schöpfung als ein Zusammentreffen von Urmaterie und Energie.

Fünf Elemente bauen die Welt

Am Anfang war der Äther; er bot den Raum, in dem sich einst die Urelemente zu dem formten, was heute als Universum und Planet Erde existiert. Teile des Äthers verdichteten sich zu Luft, dem zweiten Element. Sie bewegte sich unablässig, es entstanden Reibungen und schließlich in einer weiteren Verdichtung Feuer, das dritte Element. Der Wechsel von Hitze und Kälte ermöglichte Kondensation, damit Dampf und Wassertropfen; das vierte Element Wasser hatte sich manifestiert. Es kühlte allmählich ab, fror, und fester Boden entwickelte sich: Erde. So entstanden – zumindest nach der altindischen Sankhya-Philosophie, der geistigen Vorstufe des Ayurveda – die fünf Urelemente in einer Reihe von Verdichtungen. Sie wirken bis heute im Universum, in und auf der Erde, in den Pflanzen, Nahrungsmitteln, Tieren und Menschen.

Sankhya entwickelte sich zu Beginn der vedischen Zeit im zweiten Jahrtausend vor unserer Zeitrechnung. Der Begriff bedeutet Widerspiegelung. Diese philosophische Lehre erklärt erstmals die Entwicklung der Welt aus einer Urmaterie. Die vedischen Schriften ›Rigveda‹, ›Samaveda‹, ›Yajurveda‹ und ›Atharvaveda‹ übernahmen dieses Wissen und informieren zudem über religiöse Rituale, juristische Abmachungen und medizinische Behandlungen. Der ›Atharvaveda‹ befaßt sich ausführlich mit spirituellen Ritualen, beschwörenden Zauberformeln, Fastenkuren und ersten medizinischen Behandlungen durch die Priester. Ayurveda muß zeitlich nach den Veden entstanden sein. Er baut auf der Medizin des ›Atharvaveda‹ und der Sankhya-Philosophie auf.

Die deutschen Übersetzungen Äther, Luft, Feuer, Wasser und Erde umfassen nicht sämtliche Ebenen, die die Inder mit den Sanskrit-Begriffen ansprechen und provozieren Mißverständnisse. Die Urelemente werden daher näher erklärt. Bei der Anwendung von Ayurveda spielen nämlich die Eigenschaften der fünf Elemente eine wesentliche Rolle. Sie verursachen z. B. bei einseitiger Ernährung Disharmonien und können durch gegenteilig wirkende Speisen ausgeglichen werden. Auf dieser Taktik basieren die ayurvedische Krankheitsvorbeugung und die Tagesplanung in den vier Jahreszeiten.

- Akasha oder Äther bzw. Raum, wie das erste Element auch übersetzt wird, nennt den Ort, an dem sich die vier weiteren Urelemente entfalten. Stellen Sie sich räumliche Unendlichkeit vor. Äther ist Bestandteil jeglicher Materie; er ist in allen Zwischen- und Hohlräumen vorhanden, sogar in Knochen und Gelenken. Er ist feinstofflich, leicht, kalt, klar, trocken und beweglich.

- Vayu, die Luft, schließt unterschiedlichste gasförmige Stoffe mit ein. Vayu ist der Name des hinduistischen Gottes der Winde. Mit diesem Element verbinden die Inder Bewegungen; denn sie sind nur in der Luft sichtbar: Eine Fahne z. B. flattert lediglich bei Wind. Luft ist immer beteiligt, wenn sich etwas im Raum oder im menschlichen Körper bewegt. Ein hoher Luftanteil in einer Person hat übrigens psychische Folgen: Realitätsverlust. Sie kennen sicher den Ausspruch: »Jemand schwebt in den Wolken.« In diesem Satz trifft vertrauter Volksmund auf ayurvedische Vorstellung. Luft ist feinstofflich, leicht, kalt, trocken, klar, rauh und beweglich.

- Tejas oder das Feuer bezeichnet die Flammen, aber auch die Wärme – und damit Energie – sowie alle Umwandlungsprozesse. Vaidyas sprechen vom Feuer im Körper: dem Verdauungsfeuer. Es heißt auf Sanskrit Agni und wird durch ausreichend feste Nahrung geschürt. Zuviel Flüssigkeit schwächt es. Der Vorgang ist vergleichbar mit einem offenen Feuer, das durch Holz gespeist wird. Wasser löscht es. Wo immer Energie entsteht bzw. wirkt, ist das Element Feuer im Spiel. Feuer ist warm, leicht, scharf, durchdringend und beweglich.

- Apas, das Wasser, umfaßt alle Flüssigkeiten. Im Körper zählen dazu Blut, Lymphe, Zellflüssigkeit, Tränen und Samen. Existiert zuwenig Flüssigkeit, ist das Leben bedroht. Das Blut wird z. B. dicker; dadurch besteht Thrombosegefahr. Wasser symbolisiert außerdem die Kraft des Zusammenhaltens und Verbindens. Wollen Sie zwei Stoffe vermengen, ist der einfachste Weg, sie in Wasser zu verrühren. Es verkörpert die Eigenschaften flüssig, kalt, schwer, ölig und schleimig.

- Prithivi, die Erde, ist feste Materie: Erde, Ton, Fels, Gestein, Knochen, Haare, Nägel und Zähne. Das Prinzip der Erde garantiert den Bestand der Planeten, der Pflanzen, der Tiere und auch der Menschen. Alles Schwere, alles Gewichtige, und sei dieses Gewicht noch so gering, besitzt einen Erdanteil. Selbst wenn es keine klumpige, braune Erde enthält. Der energetische Einfluß der Erde reicht bis in die Psyche. Besitzt eine Person einen zu geringen Erdanteil, wird sie instabil. Körperlich kann sich das in unsicherem Schritt, Zittern oder Schwindelanfällen zeigen. Psychisch machen sich Nervosität, Unsicherheit, Unfähigkeit zu Entscheidungen oder Unzuverlässigkeit bemerkbar. Salopp könnte man sagen, die Betreffenden müssen »geerdet« werden. Der Volksmund beschreibt diesen Zustand recht genau: »Jemand steht nicht mit beiden Beinen auf der Erde.« Dieses Element ist grobstofflich, schwer, kalt, schleimig und unbeweglich.

Die Elemente im Wandel – Umweltverschmutzung

Charaka wußte bereits, daß ein Element Krankheiten auslöst, wenn es vorherrscht oder wenn es negativ verändert ist: Extrem kalte, feuchte Luft und wilde Stürme, schleimiges, verfärbtes bzw. übelriechendes Wasser, Orte, an denen sich gefährliche Tiere in großer Anzahl einfinden, an denen das Getreide nicht gesund reift, die Flüsse über ihre Ufer treten oder die Erde bebt, bergen Gefahren. Hier liegen nach Charaka die Ursachen für Epidemien. Seine Auflistung enthält Umweltverschmutzungen, wie sie heute immer noch existieren.

Die fünf Elemente stellen nach der Sankhya-Philosophie die ursprüngliche Materie – auf Sanskrit Prakriti genannt. Sie bestand vor der Entstehung des Universums und des Planeten Erde aus nicht manifesten Energien, die sich allmählich zu festen Formen ausbildeten. Daher enthalten sie nicht nur die einzelnen Elemente Luft, Erde, Wasser und Feuer, sondern sämtliche möglichen Formen, die daraus entstehen können. Wasser birgt in sich z. B. die Möglichkeit, ein salziges Meer, ein Süßwassersee, ein Fluß, ein Regentropfen, menschliches Blut oder eine Träne zu werden – aber auch eine giftige bzw. ätzende Flüssigkeit.

Den fünf Elementen als Materie steht die Antimaterie gegenüber – Purusha genannt. Darunter summierten die Inder schon vor über 2000 Jahren das Bewußtsein, die Lebensenergie, d. h. ein funktionstüchtiges Immunsystem, sowie die psychischen und geistigen Energien. Erst zusammen schaffen Materie und Antimaterie das Leben.

Sankhya ist als Evolutionslehre zu verstehen. Bemerkenswert ist, daß ihre Welterklärung trotz der Vielzahl hinduistischer Götter in Indien ohne einen Schöpfergott auskommt. Ayurveda fußt auf dieser Lehre.

Drei Doshas prägen jeden Menschen

Je zwei Naturelemente formen ein Dosha – ein Prinzip oder eine Energie, die in der Natur wie im Menschen wirkt: Äther und Luft formen Vata. In dem Begriff steckt die Silbe »va«: gehen bzw. bewegen. Bewegung geschieht im Raum, in der Luft. Wasser und Erde bilden Kapha. Das Wort bedeutet

Schleim. Verschleimungen sind ein klassisches Symptom bei zuviel Kapha. Feuer und wenig Wasser bestimmen Pitta. Der Ausdruck steht für Galle, jenen Verdauungssaft, den dieses Dosha aktiviert. Pitta regelt Verdauung und Stoffwechsel.

Die drei Doshas besitzen jeweils die Eigenschaften ihrer Elemente und werden von einem Klima, einer Landschaft, Aktivitäten oder Nahrungsmitteln mit eben diesen Qualitäten erhöht. Gegenteilige Eigenschaften bauen ein Dosha ab.

- Vata ist kalt, beweglich, leicht, trocken und rauh wie die Luft. Niedrige und kalte Temperaturen, zugige Bergluft, eisige Winde, geringe Luftfeuchtigkeit, kalte Speisen, trockenes Brot, flüssigkeitsarme Zubereitungen, schnelles Laufen, exzessives Sexualleben und Hektik oder Streß lassen Vata im Organismus ansteigen. Gegenteilige Eigenschaften senken Vata: Wärme, heiße Bäder, warme Öl-massagen, Dampfbäder, gekochte, schwere Speisen, Suppen, dampfende Getränke, Ruhe in geheizten Räumen.
- Kapha ist von sich aus kalt, schwer, wasserspeichernd bzw. feucht wie Wasser und Erde. Kaltes Wetter, hohe Luftfeuchtigkeit, Schwüle, der Aufenthalt am Meer, in den Tropen oder im Regen, kalte, flüssige Speisen und viele Getränke, reichlich Ruhe oder Routine treiben Kapha hoch. Sie senken Kapha mit Wärme, trockenen, gekochten Speisen ohne Fett und Salz, generell leichter Kost, wenig, aber warmer Flüssigkeit, Saunabesuchen, viel Aktivität und schweißtreibenden Anwendungen. Das Dosha steigt kurz nach dem Essen; es sinkt bei Hunger.
- Pitta ist warm bis heiß, beweglich und scharf bzw. durch-dringend wie Feuer. Sonne, heiße Temperaturen, die Sommermonate, Saunabesuche, Schwitzen, Aufenthalte in Wü-stengebieten und im Süden, heiße Speisen und Getränke, Alkohol, scharf Gewürztes, hitzige Wortgefechte, aufbrau-sende Gefühle erhöhen Pitta. Sie senken das Dosha mit

kühlen Bädern und Duschen, lauwarmen, milden Speisen und Getränken, dem Aufenthalt im Schatten oder in kühlen Räumen, wenig Aktivität sowie innerer Ruhe.

Die drei Doshas beherrschen die Natur

Dosha	Klima	Landschaft	Nahrung
Vata	Wind, Sturm, Kälte, niedrige Luftfeuchtigkeit, trockener Winter, Kälteeinbrüche ohne Regen	flaches Land ohne Seen und Flüsse, Mittel- bis Hochgebirge, Gletscher, trockene Schneelandschaften, felsige Gegenden, Steilküsten	feuchtigkeitsarme Gemüse- und Obstsorten wie Blattgemüse, trocken zubereitete Speisen, kalte Gerichte und Getränke, Scharfes und Bitteres
Kapha	Regen, Nebel, Smog, hohe Luftfeuchtigkeit, Schneefall, Schneeschmelze, kühles, aber feuchtes Klima, Schwüle, Tropen, Regenzeit, feuchter Frühling und Herbst, verregneter Sommer oder Winter	Küsten, Seen- oder Flußlandschaften, Inseln, Aufenthalt auf dem und am Meer	wasserhaltiges Gemüse und Obst, Saucen, Suppen und Breie, Flüssigkeit, kalte Speisen und Getränke, Süßes und Salziges (wasserbindend)

Dosha	Klima	Landschaft	Nahrung
Pitta	Wärme, Hitze, Wärmeeinbrüche (z. B. Föhn), Sommer	Städte, Industriegebiete, Orte mit hoher Luftverschmutzung, Wüsten	heiße, gekochte Speisen, Scharfes, warme Getränke, Kaffee, Alkohol, Medikamente

Vata im Rhythmus der Zeit

Vata prägt das Alter etwa ab dem fünfzigsten Lebensjahr; manche Vaidyas setzen seinen Beginn zehn Jahre später an. Letztlich ist die Dosha-Verschiebung davon abhängig, wann die Wechseljahre abgeschlossen sind.

So wie dem Dosha ein fester Zeitpunkt im Ablauf des Lebens bestimmt ist, so tritt es auch im Lauf des Tages und des Jahres zu festgesetzten Phasen auf: Die tägliche Vata-Zeit liegt zwischen 2 und 6 Uhr nachts sowie 14 und 18 Uhr nachmittags. Frühmorgens aktiviert es zum Aufstehen, nachmittags motiviert es zum zweiten Leistungshoch des Tages.

Im Jahresrhythmus schwillt Vata in den kalten Wintermonaten an. Es setzt ein, wenn rauhe Herbststürme über das Land pfeifen und beruhigt sich mit der Schneeschmelze oder den wärmeren Frühlingstagen und April-Schauern. In Vata-Phasen begegnen Sie der rauhen Kälte am besten mit gekochten Gerichten und Wärme.

Sitz und Wirkung von Vata

Vata bedeutet Mobilität; daher befindet es sich im Körper überall dort, wo Bewegungen stattfinden: in den Gelenken, der Hüfte, den Knien, zwischen Wirbelkörpern und Bandscheiben, in den Organen und den Nerven. Das Dosha füllt sämtliche Hohlräume und Gewebezwischenräume. Es steckt in Luft- und Speiseröhre, Lunge, Magen, Darm, Blase, Gebärmutter, Knochenhohlräumen, Adern und im Kopf. Bei einer erhöhten Ansammlung kann es Beschwerden auslösen.

Als Bewegungsprinzip besitzt Vata die Kraft, Stoffwechselschlacken im Körper zu lösen und hinauszutransportieren. Es läßt das Blut fließen, fördert die Darmentleerung und treibt den Geburtsvorgang voran. Dieses Dosha aktiviert körpereigene Heilungskräfte. Aber es ist auch an Krankheiten beteiligt, die sich am ganzen Körper ausbreiten. Hautausschlag, Schuppenflechte, Neurodermitis, Schuppen, Schüttelfrost, Gliederschmerzen bei Grippe und Schmerzen generell sind Beispiele.

Kapha im Rhythmus der Zeit

Kapha prägt Kindheit und Jugend. Pausbäckige Babys mit Speckfältchen zeigen den Prototyp dieses Doshas. Solange Teenagergesichter kindliche Rundungen vorweisen, herrscht Kapha vor. In der Pubertät wird es von Pitta zurückgedrängt. Während einiger Jahre leiden dann meist ganze Familien an den Dosha-Turbulenzen, bis Pitta die Übermacht gewonnen hat und sich die Sicherheit des Erwachsenen zeigt.

Kapha wird für alle Menschen zweimal am Tag wichtig: Zwischen 6 und 10 Uhr morgens sowie zwischen 18 und

22 Uhr abends schenkt dieses Dosha Ausdauer. Es ist die ideale Zeit für Routinearbeiten und sportliche Betätigung.

Im Jahresrhythmus meldet es sich bei erhöhter Luftfeuchtigkeit: Die Kapha-Phase beginnt am Winterende mit der Schneeschmelze oder Regenfällen und endet mit den wärmeren, trockeneren Tagen des einsetzenden Sommers. Im Herbst schwillt Kapha noch einmal an, wenn es kühl und feucht wird, bevor der Winter – und mit ihm Vata – einsetzt. Verregnete Sommer oder Winter bedeuten erhöhtes Kapha in der Natur.

Sitz und Wirkung von Kapha

Kapha ist das Struktur sowie Festigkeit gebende und erhaltende bzw. nährende Prinzip. Ohne dieses Dosha wäre der Körper nicht stabil, die Erde nicht fest. Doch bei zuviel Kapha drohen Übergewicht, Lethargie und Gleichgültigkeit.

Kapha befindet sich in Knochen, Zähnen, Haaren und Nägeln sowie in Brust, Kopf und Kehle, Lymphe und Blutplasma. In den Gelenken ist Kapha ein wirksamer Gegenspieler von Vata: Es ermöglicht mit flüssiger Gelenkschmiere leichte Bewegungen und verhindert die Abreibung der Knochen. Fehlt Kapha, ist Arthrose ein klassisches Symptom zu hohen Vatas.

Im ausgewogenen Zustand garantiert Kapha eine psychische wie körperliche Standfestigkeit und ein gutes Immunsystem. Einmal aus dem Gleichgewicht gebracht, benötigt Kapha allerdings viel Zeit, um wieder ausbalanciert zu werden. Dieses Dosha steht der Genesung mancher Patienten im Weg. Der Körper verharrt in seinem momentanen Zustand und wehrt sich gegen Veränderungen.

Pitta im Rhythmus der Zeit

Pitta bestimmt das Leben des Erwachsenen. Zwischen dem
15. und 20. Lebensjahr gewinnt es die Oberhand und schenkt
die Energie und Durchsetzungskraft, die jeder im Leben benötigt. Pitta setzt sich in der Pubertät gegen das kindliche Kapha
durch und lenkt die Hormonproduktion und -ausschüttung.
Die Verteilung der Hormone im Körper ist Aufgabe von Vata.

Im Tagesrhythmus steigt Pitta zwischen 10 und 14 Uhr
sowie zwischen 22 und 2 Uhr nachts. Am Tag verhilft es zum
ersten Leistungshoch am Vormittag und steuert mittags die
Verdauung. Wenn sich Hunger oder Durst melden, ist Pitta
der Auslöser. Nachts regt es die Träume an.

Sitz und Wirkung von Pitta

Pitta symbolisiert das Prinzip der Umwandlung und steht für
aktives Handeln. Seine Kraft motiviert, seine Energie wärmt.
Wer von Natur aus einen starken Pitta-Anteil besitzt, wird zu
den Produktiven gehören. Sie verfügen über die Kraft, Vor-
stellungen in die Tat umzusetzen. Werden sie jedoch kritisiert
oder können sie ihren Willen nicht durchsetzen, reagieren sie
gereizt. Wutausbrüche sind charakteristisch.

Pitta sitzt hauptsächlich in Magen, Galle und Dünndarm,
wo die Verdauung stattfindet. Es steckt aber auch in Blut,
Fett, Haut, in den Schweißdrüsen und Augen. Es steuert den
Hormon- sowie den Enzymhaushalt. Brechen hier Krankheiten aus, ist Pitta gestört. Dieses Dosha beeinflußt alle Erkrankungen des Blut- und Lymphsystems. Es wird durch indu-
strielle Umweltverschmutzung, Strahlungen, Autoabgase,
Sonneneinwirkung und erhöhte Ozonwerte gesteigert. Ein
unausgeglichenes Pitta kann lebensbedrohliche Krankheiten
auslösen.

Die individuelle Verteilung der Doshas

Die Präsenz der einzelnen Doshas in bestimmten Lebensab-schnitten bedeutet nicht, daß sie davor bzw. danach nicht vorhanden sind. Zu jeder Zeit stecken Vata, Kapha und Pitta im Körper und prägen gemeinsam Figur, Psyche und Geist. Doch meist beeinflußt ein bestimmtes Dosha den Menschen mehr als die anderen beiden. Das hängt vom Alter, der Jahres-zeit und der persönlichen Konstitution ab. Sie kann mit dem Ayurveda-Konstitutionstest hier im Buch ermittelt werden.

Vaidyas schreiben Frauen einen stärkeren Kapha-Anteil, Männern ein prägenderes Pitta zu. Zum Weiblichen gehört immer das nährende Prinzip: Kapha. Frauen besitzen mit Po und Busen ein größeres Fettdepot – selbst wenn sie schlank sind. Ein aggressiveres, durchsetzungsfreudiges Verhalten bei Männern ist lange nach den frühen Ayurveda-Schriften immer noch häufig zu beobachten, auch wenn die geschlechtsspezifischen Strukturen heute aufgeweicht sind.

Die Doshas bestimmen Gesundheit und Krankheit

Sind die drei Doshas etwa gleichmäßig im menschlichen Kör-per verteilt, halten sie gesund. Bei einer Verschiebung zu-gunsten eines oder zweier Doshas verursachen sie Krank-heitsanfälligkeit und später für das jeweilige Dosha typische körperliche, psychische und/oder geistige Beschwerden. Ent-scheidend sind immer die Dosha-Erhöhungen. Zwar geht mit erhöhtem Vata meist ein verringertes Kapha einher bzw. um-gekehrt, doch wirken sich verminderte Doshas selten gravie-rend auf Gesundheit oder Psyche aus. Eine Behandlung zielt immer auf den Abbau zu starker Doshas.

Als krank im streng ayurvedischen Sinn gilt ein Patient bereits, wenn seine Doshas unausgeglichen sind. In diesem Stadium sind noch keine eindeutigen Symptome sichtbar, aber der Körper ist geschwächt. Wer diesen Zustand erkennt, beugt ayurvedisch vor und wirkt der Krankheitsanfälligkeit sofort entgegen.

- Erhöhtes Vata zeigt sich durch trockene Haut, Schuppen, einen rauhen Hals, Heiserkeit und Husten, aber auch durch Verstopfung. Die Ausscheidungsreste – auf Sanskrit Malas genannt – trocknen den Körper aus. Zuviel Vata baut Gewicht ab. Bei einem Überschuß machen sich psychische Unsicherheit, Wankelmut und Entscheidungsunlust bemerkbar; es kann auch zu Übersensibilität, Nervosität oder Hyperaktivität kommen. Die typischen Altersbeschwerden wie Zittern, Schwindelanfälle oder unsicherer Gang sind ebenso klare Vata-Symptome wie die in höherem Alter zunehmende Osteoporose und das Knochensplittern. Zuviel Vata vergrößert die Knochenhohlräume.
- Ein hoher Kapha-Anteil verursacht Trägheit, Desinteresse oder Müdigkeit. Gewichtszunahme ist ein erstes Signal. Wasseransammlungen im Gewebe, sogenannte Ödeme, können folgen. Verschleimungen sind typisch; nicht umsonst treten die Erkältungen im feuchten Frühjahr auf.
- Zuviel Pitta erkennen Sie an erhöhter Körpertemperatur, Hautrötungen, brennenden Schmerzen, z. B. Blasenentzündung, unterschiedlichen Entzündungen oder Durchfall. Übersäuerung ist ebenfalls mit zuviel Pitta verbunden; Stoffwechselschlacken belasten den Körper. Psychisch weisen Aggressionen, Wutanfälle, Eifersucht sowie Zerstörungsdrang sich selbst bzw. anderen gegenüber auf einen hohen Pitta-Anteil hin. Das Burnout-Syndrom ist ein extremes Beispiel. Kopfgesteuerte leiden häufig an zu hohem Pitta. Je mehr der Intellekt gefordert ist, um so mehr steigt Pitta.

Sechs Geschmacksrichtungen für die Ausgewogenheit

Vaidyas teilen Nahrungsmittel, Gewürze, Kräuter und Heilpflanzen in sechs Geschmacksgruppen ein: süß, sauer, salzig, bitter, herb bzw. zusammenziehend und scharf. Sie gleichen täglich die Dosha-Konstitution aus und stärken auf diesem Weg das Immunsystem. Drei Geschmacksrichtungen bauen jeweils ein Dosha ab; die drei restlichen erhöhen es. Auf diesem Grundsatz basieren alle ayurvedischen Essensempfehlungen und die Vorbeugung durch die tägliche Ernährung.

- Süßes, Saures und Salziges reduziert Vata. Bitteres, Herbes oder Scharfes erhöht es. Winzige Beilagen davon sind jedoch nicht verboten. Jeder sollte idealerweise einmal am Tag sämtliche Geschmacksvarianten gekostet haben. So garantieren Sie Ausgewogenheit in der Ernährung und beugen Heißhungerattacken vor.
- Bitteres, Herbes und Scharfes verringert Kapha. Dieses schwere Dosha steigt dagegen mit Süßem, Salzigem und Saurem.
- Süßes, Bitteres und Herbes baut Pitta ab; Saures, Salziges und Scharfes treibt dieses feurige Dosha in die Höhe.

Je nach Klima verlangt der Körper unterschiedliche Speisen und Geschmacksrichtungen. So wie im kühleren Nordindien Sahne für schwere Currysaucen verwendet und reichlich mit Butter oder Ghee, dem selbstgemachten Butterschmalz, gekocht wird, so sind in Mitteleuropa fettere Speisen im Winter beliebt. Schweres ist geschmacklich süß: z. B. Sahne, Fette, Zuckerwaren. Auch schwer verdauliches Fleisch und Süßwasserfische gelten als süßlich. Sie bekommen bei Kälte besser.

Im Sommer kocht man fettärmer, ißt vermehrt Kaltes und verspürt meist weniger Appetit. Leichte Speisen schmecken bitter oder herb – z. B. Salate und grüne Blattgemüse. Im heißen Südindien sind Bittergurken und Spinat mit Frischkäse (Paneer) beliebt. Diese Gemüse kühlen und bauen Pitta bei Wärme ab.

Süßes für Vata und Pitta

Alle süßen Gerichte helfen bei Schwäche und einer Tendenz zu Untergewicht. Süßes wird Frauen und Männern mit Kinderwunsch, Schwangeren und Stillenden empfohlen, ebenso Senioren oder Genesenden. Reichlich Süßes stärkt im kalten Winter. Süßliches Gemüse und Obst gehören aber auch zur sommerlichen Ernährung gegen zuviel Pitta. Allerdings sollten Sie bei hohen Temperaturen nicht zuviel oder zu schwer essen. Industriell gefertigte Süßigkeiten, Kuchen mit Ei, Zukker, Schokolade oder Hefe gebacken sowie weißer Zucker solo bzw. in Konserven fördern die Gesundheit nicht und bauen weder Vata noch Pitta ab.

Vorsicht: Süßes vermehrt Kapha, erhöht das Gewicht und macht träge oder müde. Daher sollten Kinder nur kleine Portionen erhalten, Übergewichtige süßen mit wenig Honig oder genießen gelegentlich süßliches Gemüse: Karotten, Erbsen, Mais, Süßkartoffeln, Zuckerschoten oder gedünstete Zwiebeln.

Gemüse und Obst besitzen häufig mehr als einen Geschmack: Tomaten, Himbeeren und Erdbeeren schmecken z. B. süß und sauer zugleich. Manche Äpfel sind süß, andere säuerlich, und Kürbisse schmecken teils süßlich, teils herb. Ist bei erhöhtem Pitta das Saure unerwünscht, gleicht ein Löffel Rohrzucker aus.

Saures für Vata

Säuerliche Speisen regen den Appetit an. Sie lassen das Wasser im Mund zusammenlaufen und sorgen mit dem vermehrten Speichel für eine rasche Verdauung. Die erste Verdauungsstufe ist die Einspeichelung. Allerdings erzeugt Saures auch Appetit. Bei erhöhtem Kapha ist das unerwünscht. Zitrusfrüchte, Äpfel, Beeren, Hagebutten, rote Bete, Sauerkraut, Sauerampfer, Tomaten, Zitronenmelisse, sämtliche Milchprodukte, sauer bzw. milchsauer Eingelegtes, Pickles, Essig, Tamarinde und alle süß-sauren Zubereitungen sind ideal im trockenen Winter, wenn Vata ansteigt.

Vorsicht ist bei erhöhtem Pitta geboten, da Saures dieses Dosha anfacht. Übersäuerung ist ein Zeichen für zuviel Pitta im Organismus. Sie wird durch einseitige Ernährung oder Stoffwechselstörungen ausgelöst. Bitter-herbe und süße Gemüsesorten gleichen Beschwerden wie Sodbrennen aus.

Unreifes Obst schmeckt zwar säuerlich, sollte aber nie verzehrt werden. Wie überreife bzw. verdorbene Früchte schadet es der Gesundheit.

Salziges für Vata

Gesalzene Gerichte binden Wasser im Körper. Das ist besonders bei trockener, rauher Haut im Winter zweckmäßig. Etwas Salz fördert auch die Verdauung.

Seefisch und Meeresfrüchte gelten als salzig. Salzig schmecken auch Meeresalgen, die einen guten Salzersatz für Suppen oder Saucen bieten. Alle Konserven, Fertiggerichte, Gepökeltes oder Luftgetrocknetes, Wurst und Schinken enthalten reichlich Salz; verzichten Sie. Salzige Knabbereien wie Chips sollten tabu sein. Eine Prise Stein- oder Meersalz pro Portion reicht selbst bei einer eindeutigen Vata-Konstitution.

Verwenden Sie Salz in feuchten Kapha-Phasen oder bei einer Kapha-Konstitution vorsichtig, denn das Gewürz fördert die Gewichtszunahme. Außerdem regt Salziges den Appetit an.

Bitteres für Kapha und Pitta

Vaidyas empfehlen bittere Gemüse und Gewürze oder Heilpflanzen bei erhöhtem Kapha bzw. Pitta. Vom Frühling bis zum Herbst stehen Ihnen bittere, grüne Blattgemüse sowie alle Salate, Artischocken, Auberginen, Gurken, Lauch und Spargel zur Auswahl. Greifen Sie auch bei Grapefruits, Bittermelonen, Limonen und Rhabarber zu.

Bei Infektionskrankheiten im Frühling oder warmen Sommer – Erkältungen, Magen-Darm-Beschwerden, Sommergrippe – hilft Bitteres. Es tötet Keime ab und senkt das Fieber. Der bittere Geschmack besitzt die Kraft, den Körper zu reinigen.

Aber Vorsicht: Bitteres treibt Vata in die Höhe. Das ist an kühlen Tagen, im Winter und bei Kälteeinbrüchen im Sommer ungünstig.

Herbes für Kapha und Pitta

Wenn Bitteres erlaubt ist, dann dürfen Sie auch zu Herbem greifen: Es fördert ebenfalls bestimmte Heilungsprozesse. Herbe Gewürze und Kräuter hinterlassen schon auf der Zunge ein zusammenziehendes Gefühl. Indem sie Gewebe bzw. Poren zusammenziehen, wirken sie blutstillend und lassen Wunden schneller heilen.

Herb schmecken alle Kohlsorten, Bohnen, Sojabohnen, Hülsenfrüchte, Kartoffeln, Kochbananen, sämtliche Kürbisse, Linsen, Okras, Pilze, grüne Paprika und Sellerie. Bei den

Obstsorten sollten Sie mehlige Äpfel, Birnen, Brombeeren, Heidelbeeren, Himbeeren, Preiselbeeren, Quitten oder Rhabarber wählen. Gerste schmeckt etwas herb. Würzen Sie reichlich mit Salbei, Fenchelsamen, Gelbwurz oder Wacholderbeeren. Wer herben Tee probieren möchte, greift zu Mate und Malve. Bei erhöhtem Pitta bieten sich Oliven an, bei einer Kapha-Konstitution sind sie allerdings zu fetthaltig.

Scharfes für Kapha

Stark gewürzte Mahlzeiten fördern die Verdauung, wecken die Sinne und aktivieren. Letzteres ist bei dominierendem Kapha notwendig. Da Scharfes aber auch erhitzt, ist es im Sommer und bei hohem Pitta ungünstig. Greifen Sie zu Scharfem im regenreichen Frühjahr und Herbst. Cayennepfeffer, Chili und Knoblauch sollen sogar Fett abbauen. Vaidyas empfehlen den scharf eingestuften Honig bei Übergewicht und Zuckerkrankheit. Er soll in kleinen Mengen beim Abnehmen helfen. Lösen Sie morgens 1 TL Honig in einem Glas warmem Wasser auf, und trinken Sie es langsam.

Wer mit Übergewicht kämpft, sollte wenig essen und scharf würzen. Neben Gewürzen sind auch rohe Zwiebeln, Paprika, Peperoni, Petersilienwurzeln, Meerrettich, Radieschen, Rettich und alle frischen Sprossen scharf. Sogar Rizinusöl gilt als scharf. Es erhitzt den Körper und wird für Massagen bei einer Kapha-Konstitution verwendet. Harter, alter Käse schmeckt zwar scharf, ist jedoch extrem schwer verdaulich. Am besten verzichten Sie darauf.

Scharfe Gewürze gleichen schwer verdauliche Speisen aus und machen sie besser bekömmlich: z. B. schwarzer Pfeffer auf weichem oder mittelaltem Käse, Ingwer an fetten Gerichten, wenig Chili oder Cayenne an Sahnesaucen.

Die Elemente wirken über den Geschmack

Es mag überraschen, doch für ayurvedische Spezialisten ist es eine Selbstverständlichkeit: Die fünf Elemente sind energetisch in den sechs Geschmacksrichtungen enthalten und wirken über sie im Organismus. Das bedeutet, nicht das Bittere als solches fördert die Gewichtsreduktion, sondern die Elemente Äther und Luft, die das Bittere prägen. In allen bitter schmeckenden Lebensmitteln sind diese Elemente enthalten.

- Süßes besitzt Wasser- und Erdenergie. Es baut Gewicht auf.
- Saures enthält die Energie von Feuer und Erde. Es entfacht Durst und Hunger.
- Salziges besteht hauptsächlich aus Wasserenergie. Ein wenig Feuer ist auch enthalten. Es speichert Wasser im Körper und baut Gewicht auf.
- Bitteres enthält energetisch Äther und Luft. Es verringert das Gewicht.
- Im Herben steckt die Energie der Luft und ein kleiner Anteil Erde. Es baut wie Bitteres Gewicht ab.
- Scharfes hält viel Feuerenergie bereit. Geringfügig erhöht es auch das Element Luft im Körper. Scharfe Speisen reinigen, fördern die Verdauung und können das Gewicht verringern.

Nachzuvollziehen sind die Geschmacksrichtungen direkt z. B. beim Element Wasser: Es schmeckt salzig oder süßlich. Einen Luftzug nehmen Sie bei geöffnetem Mund als bitter, herb oder scharf wahr. Feuerschlucken sei den Magiern vorbehalten ...

Die Wirkung der Elemente über den Geschmack zeigt sich klar bei einseitiger Ernährung: Wer regelmäßig bittere Gemüsesorten wie Mangold oder Spinat ißt, erhöht seine Äther- und Luftenergie und verliert Gewicht. Wenn Sie immer scharf würzen, erhöhen Sie die feurige Energie. Die Verdauung funktioniert rascher.

Bewußt leben

Ayurveda bietet Ihnen eine ganzheitliche Lehre, die den Körper nicht von Psyche und Geist, den Privatmenschen nicht vom Berufstätigen trennt. Er stellt allgemeingültige Regeln für das Zusammenleben und Arbeiten nach ethischen Kriterien auf. Die Lehre berücksichtigt Bedürfnisse von Kindern, Senioren und Kranken. Charaka spricht von drei Grundbedürfnissen, die jeder besitzt und die zu einem erfüllten Dasein gehören:
• der Wunsch zu leben, und das bedeutet, möglichst lange und gesund zu leben
• der Wunsch, Verdienst und Anerkennung zu erwerben
• der Wunsch, tugendhafte Taten auszuführen (›Charaka Samhita‹ XI, 3–5)

Sattvisch denken und handeln

Psyche, Geist und Körper werden mit drei Qualitäten bewertet: Sattva, Rajas und Tamas. Sattva ist das Gute schlechthin, das ethisch und moralisch Einwandfreie. Es hält körperlich wie psychisch gesund. Die Psyche eines Neugeborenen gilt im Ayurveda als rein sattvisch. Rajas und Tamas verursachen Probleme und Krankheiten. Rajas löst zunächst Aktivitäten aus. Das mag positiv sein. Doch Rajas führt zugleich zu überschießenden Gefühlen und Aggressionen. Es verleitet dazu, der eigenen Gesundheit zuwider zu handeln. Tamas verkörpert das Negative. Es ist der Gegenspieler von Sattva. Beherrscht Tamas einen

29

Menschen, entstehen dunkle Gedanken, unnatürliche, ethisch abzuwertende Begierden und der Wunsch nach Zerstörung. Gedanken an Selbstmord deuten auf zuviel Tamas hin.

Alles besitzt eine Qualität

Gedanken, Ansichten und Handlungen, aber auch Nahrungsmittel, Gewürze und Kräuter beurteilt Ayurveda nach den drei Qualitätsgruppen Sattva, Rajas und Tamas. Die besten Lebensmittel erhalten gesund, die schlechteren verursachen Beschwerden. Wer Laster und Ausschweifungen meidet, lebt glücklich und erntet Tugend sowie Gesundheit.

Zwischen Körper und Geist bzw. Psyche besteht eine Wechselwirkung: Ein gesunder Körper löst Wohlbefinden und Zufriedenheit aus. Krankheit führt zu Pessimismus und Unzufriedenheit. Eine positive Lebenseinstellung hilft, Beschwerden oder Probleme besser zu verkraften. Eine negative Grundeinstellung steht der Freude am Leben im Weg.

Jeder kann seine Lebensbedingungen selbst ändern, Sattva ansammeln und dadurch sein Immunsystem stärken. Untersuchungen der Psycho-Neuro-Immunologie belegen diese Möglichkeit. Wer in einem befriedigenden Privatleben oder einem starken Glauben bzw. in Meditation Halt findet, sammelt Selbstheilungskräfte.

Ernährung und Schönheitspflege first class

Sattvische Ernährung und Pflege stärken die positive Qualität im Menschen. Sattva ist eine Energie, die nie negativ wirkt. Sind Sie gesund, beugen Sie Krankheiten mit einem auf Sattva ausgerichteten Lebensstil vor. Sind Sie erkrankt, fördern Sie mit ihm die Heilung.

Sattvische Lebensmittel sind frisch, nicht lang gelagert – und stammen daher am besten aus der eigenen Region. Um sich ayurvedisch zu ernähren und zu pflegen, benötigen Sie keine Mangos oder Ananas. Heimische Äpfel und Beeren enthalten ausreichend Vitamine. Eine beim langen Transport gereifte Frucht dagegen birgt keine gute Qualität.

Ideal sind sämtliche Gemüsesorten – am besten gekocht – mit Ausnahme der sehr scharfen wie Peperonis und rohe Zwiebeln. Alle frischen Kräuter und Gewürze, Getreide, Milch sowie Milchprodukte außer hartem Käse gelten als sattvisch.

Dieser Anspruch an Nahrungsmittel grenzt Konserven, Gläschenkost, Tiefkühlware, eingeschweißte Fertiggerichte, Aufgewärmtes oder Warmgehaltenes wie Kantinenessen aus. Konservierungsstoffe, Zucker- und Salzzusätze beeinträchtigen die Qualität. Das gilt auch für Light-Produkte. Die sattvische Nahrung ist leicht bekömmlich und verdaulich. Sie fühlen sich weniger belastet, der Organismus wird nicht mit Stoffwechselschlacken überfordert. Wenn Magen und Darm funktionieren, sind viele Krankheiten ausgeschlossen. Wer über Jahre sattvisch ißt, fühlt sich leistungsstärker als derjenige, der regelmäßig zu Fast food greift. Fleisch- bzw. Fischverzehr machen eine rein sattvische Lebensweise unmöglich.

Verwenden Sie für Ihre tägliche Hautpflege und Hygiene kaltgepreßte Öle, frisch gepflückte oder getrocknete Pflanzen und frisch angerührte Cremes bzw. Masken ohne Konservierungsstoffe.

Aufgeputscht und belastet

Die zweite Qualitätsgruppe für die Ernährung heißt rajasisch. Dazu gehören Gebratenes oder Fritiertes, ölige Speisen, alle scharfen Gewürze inklusive Salz, scharfe Gemüsesorten, helles Fleisch und Fisch sowie Meeresfrüchte, Alkohol, zuckerhaltige Limonaden, anregende Getränke wie Kaffee und Tee. Auch Tabak wird hier eingereiht. Diese Lebensmittel gelten im Gegensatz zu sattvischen als schwer verdaulich. Sie putschen jedoch auf, mobilisieren für den täglichen Durchsetzungskampf und wecken sexuelle Lust – daher sind sie in Maßen genossen vorteilhaft. Für ein ethisch einwandfreies oder gar asketisches Leben sind sie jedoch nicht geeignet; sie könnten verführen. Verdauungsstörungen, Stoffwechselschlacken, Übersäuerung oder Verfettung des Organismus sowie überschießende Reaktionen sind außerdem mögliche Folgen einer rajasischen Ernährung.

Rajasisch geprägte Menschen neigen zu gesteigerten Reaktionen, zu Aggression und Wut. Sie denken und handeln leidenschaftlich, kennen Gier, Neid und Eifersucht, lassen sich von diesen Gefühlen leiten und auch verleiten. Nicht selten führen sie ein Leben »auf der Überholspur«, das sie verschleißt.

Industriell hergestellte Pflegeprodukte müssen als rajasisch eingestuft werden. Sie enthalten Konservierungsmittel und zahlreiche chemische Stoffe. Leider betrifft das auch viele ayurvedische Fertigprodukte – mit Ausnahme von reinen Ölen oder Kräuterölen. Bereiten Sie Mischungen aus Pflanzenabkochungen und Ölen daher selbst zu. Für Duschgels, Shampoos, Körperlotionen und Fett- bzw. Feuchtigkeitscremes finden Sie in diesem Buch eine Fülle preiswerter Rezepte für jedes Dosha.

Fix und fertig

Die dritte Qualitätsgruppe nennen indische Vaidyas tamasisch. Sie umfaßt Konserven, Fertiggerichte, Unreifes oder Verdorbenes, Aufgewärmtes bzw. Zerkochtes ohne Nährwert und Gemüse, das unter der Erde wächst wie Wurzeln, Zwiebeln und Kartoffeln, nicht aber Karotten. Diese Gemüsesorten enthalten einen hohen Anteil Erdenergie. Sie gelten als sehr schwer verdaulich und belastend. Tamasisch sind zudem fettes Fleisch, fetter Fisch und Eier. Nach Ayurveda haben Hühnereier auf alle Doshas eine ungünstige Wirkung und sollten nie gegessen werden. Berücksichtigt man die Qualität heutiger Eier aus Legefabriken, besitzt ein Eiergericht keinerlei sattvische Qualität. Eier garantieren den Fortbestand von Geflügelarten. Diese sollten weder in Massen gezüchtet noch verspeist werden. Bakken Sie ohne Ei, und verzichten Sie auf das Panieren.

Nahrungsergänzungen und Medikamente, die nicht ausschließlich pflanzliche Stoffe enthalten, sind tamasisch. Bei ihrer Aufspaltung bleiben Stoffwechselschlacken übrig, die sich im Körper ablagern. Sie schwächen die Verdauungsorgane und das Immunsystem. Beugen Sie lieber mit ausgewogener Kost vor, statt Vitamin- und Mineralientabletten zu schlucken. Ayurvedische Pflanzen- oder Fruchtpasten sind eine Alternative.

Von Tamas geprägte Personen reagieren träge und erfreuen sich selten am Leben. Pessimismus und Depressionen sind typisch. Sie ziehen sich menschenscheu zurück oder setzen egozentrische Forderungen durch – zum Teil mit Gewalt. Tamas gilt als Prinzip des Widerstands, der Auflehnung oder Ablehnung. Es fördert den Wunsch nach Zerstörung; im Fall von Süchtigen richtet sich das Verhalten gegen die eigene Person.

Liebe und Leidenschaft

Sattvisch denkende Menschen lieben ihre Mitmenschen, empfinden aber keine Leidenschaften. Sie sorgen sich um alle Lebewesen, kümmern sich um jeden, der sich in Gefahr oder Not befindet. Sie handeln gastfreundlich und zeigen Verständnis. Körperliche oder psychische Anziehung und erotische Begierde werden dagegen von Rajas, dem leidenschaftlichen und aktivierenden Prinzip gelenkt. Ein exzessives Sexualleben ordnet Ayurveda sogar Tamas zu. Es steht auf einer

Stufe mit hemmungsloser Völlerei, unwürdigem Verhalten und fehlender Intelligenz.

Die drei Faktoren Sattva, Rajas und Tamas wirken nach der Sankhya-Philosophie bei der Entstehung der Welt und der Lebewesen mit: Das dynamische Rajas bewirkt eine Verbindung der Materie – d. h. der fünf Urelemente – mit der Antimaterie: der Lebensenergie und dem menschlichen Bewußtsein. Das reine Sattva tendiert zur feinstofflichen Antimaterie. Das träge Tamas verharrt im Bereich der grobstofflichen Materie. Je mehr Sattva in einem Menschen existiert, um so durchgeistigter und idealistischer ist er.

Befreien Sie sich von negativen Gefühlen

Gier, Neid, Egoismus, Angst, Wut oder Ärger kann jeder beherrschen lernen. Ein negativer Ausbruch verschwendet Energie. Selbstbeherrschung lautet die Forderung für ein positives, sattvisches Leben. Dazu zählt auch die Ablehnung von Lügen, Aggressivität, Brutalität, Gewalt und Kriminalität. Körperliche Begierden sollten Sie mit einem wachen Geist beherrschen. Das betrifft Sex, Essen, Trinken, Rauchen und jegliche Sucht. Diese ethischen Forderungen des Ayurveda ähneln den zehn Geboten des Christentums.

Rajas und Tamas wirken ganz verschieden auf die drei Doshas. Daher reagiert jeder anders. Extremes Verhalten läßt sich jeweils eindeutig Vata, Kapha oder Pitta zuordnen. Wer diese Verbindungen kennt, kommt bei einer beginnenden Dosha-Erhöhung Ausbrüchen oder überschießenden Gefühlen zuvor.

- Erhöhtes Vata löst Angst, Furcht oder Unsicherheit aus – oftmals unbegründet. Auch Phobien stehen in Zusammenhang mit Vata.

- Zuviel Kapha verursacht Gier, Habsucht und Besitzansprüche oder extremes Klammern an Einzelpersonen bzw. Besitz. Jegliche Angst vor Verlust ist mit einem hohen Kapha-Anteil verknüpft.
- Starkes Pitta führt zu Wut, Zorn, Haß, Aggressionen und Eifersucht. Dieses Dosha motiviert Gewalt in Wort und Tat.

Wer ungerecht behandelt wird, Lügen, verbale Attacken oder Schläge einstecken muß, ist einer enormen Belastung ausgesetzt. Sie verursacht psychischen Streß und führt zu Krankheiten. Wehren Sie sich gegen Unterdrückung, Demütigung und Gewalt. Selbstschutz gehört zu einem bewußten Leben nach ethischen Kriterien und einer aktiven Prävention.

Loslassen lernen

Für eine positive Konfiktbewältigung schlagen Vaidyas die emotionsfreie Auseinandersetzung vor. Wesentlich ist die sofortige Beseitigung von Problemen. Ein Aufschub birgt stets die Gefahr einer Anhäufung negativer Energie. Der Weg führt über folgende Stufen: Erkennen des aufkommenden Gefühls, gelassene Beobachtung der eigenen Reaktion, Loslassen der Wut, Angst, Gier etc. bis zur Befreiung.

Das Aufrechterhalten nicht länger dienender Werte oder negativer Einstellungen, das Sich-Fest-Klammern an Vertrautem lehnen Ayurveda-Spezialisten ebenso ab wie das Festhalten an materiellem Besitz. Es sind Symptome eines überstarken Kaphas und einer Lenkung durch Tamas. Sie verursachen geistige Trägheit und Unfähigkeit zur Veränderung. Der Geist an sich aber ist flexibel und rege. Sie aktivieren Ihren Geist und ermöglichen neue Ideen, indem Sie unbrauchbare Werte bzw. negative Gefühle nicht länger vertreten. Ihre schädlichen Seiten sollten nicht diskutiert werden. Lassen Sie sie vielmehr komplett fallen. Der Prozeß ist mit der Loslösung von allen Gedanken beim Meditieren vergleichbar: Sie werden als etwas Bekanntes, aber nicht zum Ich Gehörendes wahrgenommen und bewußt fortgeschickt. In der darauf folgenden geistigen Leere können sich neue Gedanken und Gefühle manifestieren.

Ernährung als Vorbeugung

Ayurveda verfolgt drei Hauptziele: das ethisch und gesundheitlich gute Leben, die Verlängerung des individuellen Lebens bzw. die lange Aufrechterhaltung jugendlicher Energie sowie die Vorbeugung und Heilung von Krankheiten. Sie erreichen diese Ziele nicht zuletzt durch die Ernährung.

Die Weltgesundheitsorganisation WHO definiert Gesundheit als »Zustand völligen körperlichen, geistigen, seelischen und sozialen Wohlbefindens«. Das reichte den Indern schon vor mehreren tausend Jahren nicht. Sie forderten die dauerhafte Gesundheit, eine Lebensverlängerung und Vermeidung jedweder Krankheitsanfälligkeit für alle Kreaturen. Ihre Gesundheitsvorstellung ging also weit über den akuten Krankheitsfall oder das Unwohlsein hinaus und bezog Tiere mit ein.

Ursache einer Krankheitsanfälligkeit ist nach Ayurveda eine Störung des inneren Gleichgewichts, eine fehlende Balance der drei Doshas. Sie wird durch Fehlernährung, Über- oder Untergewicht, körperliche oder geistige Überforderung, psychische Belastung oder eingeschränkte Sinneswahrnehmungen hervorgerufen. Diese Risiken sollten Sie nach Möglichkeit ausschalten.

Das Immunsystem stärken

Die Versorgung des Körpers läuft in vielen Stufen ab. Zunächst müssen Hunger und Durst gestillt werden. Jedes Organ benötigt Energie zur Aufrechterhaltung seiner Funktionen. Täglich entstehen unzählige neue Zellen im Gewebe, in den Organen und im Blut. Sie müssen versorgt werden. Und auch der Wachtposten über die Gesundheit, das Immunsystem, das die Inder Oja nennen, braucht Stärkung. Oja ist die wichtigste Energie im Organismus. Erst wenn der Stoffwechsel für diese natürliche Abwehr genügend Energie bereitstellt, kann sich der Körper gegen Krankheitserreger wehren. Ein Verlust an Oja bedeutet zugleich einen Verlust an Lebensenergie. Fehlt Oja ganz, stirbt der Mensch. Der Sitz dieser Abwehrkraft wird im Herzen vermutet, doch tatsächlich ist Oja materiell nicht zu lokalisieren.

Lebensmittel bester Qualität stärken das Immunsystem: unbehandelte Rohmilch, selbst hergestelltes Butterschmalz aus Süßrahmbutter – auch unter dem Hindi-Namen »Ghee« bekannt –, nahrhafte Nüsse, Mandeln, Datteln, frische oder getrocknete Feigen und Aprikosen. Ayurvedische Nahrungsergänzungen wie Ashvagandha oder Trifala kräftigen. Hierbei handelt es sich um Pulver, Pasten bzw. Tabletten aus pflanzlichen Bestandteilen. Sie versorgen den Körper mit natürlichem Vitamin C und Mineralien. Vaidyas halten sie für wertvoller als chemisch hergestellte Vitaminpräparate.

Wenn Sie Ihr Immunsystem stärken möchten, sollten Sie Sorgen, Ängste, dauerhafte Überforderung und negative Gedanken meiden. Da dies aber den wenigsten möglich ist, empfehlen Spezialisten eine sofortige Auseinandersetzung mit auftretenden Problemen – möglichst emotionslos und mit der Bereitschaft, umgehend eine Lösung herbeizuführen.

Ein ayurvedischer Grundsatz besagt: Gleiches stärkt Gleiches, Gegensätzliches baut sich ab. Das bedeutet für die Praxis, die Ernährung – aber auch Lebensstil, Beruf und Freizeitaktivitäten – muß immer das Dosha senken, das durch das aktuelle Klima angestiegen ist. So stärken Sie Ihre Abwehrkraft.

Fleisch, Fisch, Eier oder Gemüse?

Ayurveda stellt keine rigorosen Verbote auf. Vegetarische Kost wird empfohlen, aber nicht vorgeschrieben. Allerdings gelten nur vegetarische Produkte als sattvisch. Fleisch, Fisch, Eier und alles Fette werden als rajasisch bzw. tamasisch, also ungesund eingestuft. Wer sattvisch leben möchte, verzichtet auf tierische Produkte mit Ausnahme von Milcherzeugnissen.

Charaka empfahl, Fleisch und Fisch nicht regelmäßig zu essen. Doch schrieb er, daß Fleisch nährt und Fleischbouillon belebt. Speziell das Fleisch des Hahns – nicht des weiblichen Huhns! – schenkt Kraft. Deshalb empfehlen Vaidyas Fleischgerichte und -suppen für Genesende, Schwache und Senioren. Beste Qualität garantieren nach Charaka Antilopen- und Wachtelfleisch. Schlechter wertet er Rind-, Frosch- und Taubenfleisch. Die Beschaffung dürfte in Mitteleuropa zum Teil problematisch werden. Doch Charaka empfiehlt ausdrücklich das Fleisch von Landtieren, die nicht in Teichen oder Sümpfen leben: Damit ist mageres Geflügel gemeint. Das Fleisch von kranken Tieren ist tabu. Wie wahr, im Zeitalter von BSE!

Gemüse und Obst müssen absolut frisch sein. Sie dürfen nicht lange gelagert werden und sind schonend zuzubereiten. In wenig Flüssigkeit oder im Dampf gegart, bleibt Gemüse vitamin- und mineralienreicher als lange gewässert, in Fett gebraten, paniert oder fritiert. Überreifes, ausgetrocknetes oder nicht in der Saison gewachsenes Gemüse bzw. Obst lehnte schon Charaka ab. Das schließt heute Überseeimporte ein!

Ungünstige Kombinationen

Ayurveda-Schriften warnen vor bestimmten Lebensmittel-kombinationen, die Verdauung und Verträglichkeit beeinträchtigen.

- Trinken Sie Milch nie zu sauren Speisen, säuerlichem Obst oder mit ausgepreßten Zitrusfrüchten. Auch Bananenmilch ist ungünstig. Verdünnen Sie Milch nur mit Wasser, verrühren Sie sie nicht mit Yoghurt.
- Essen Sie Yoghurt nicht mit Bananen, und verzehren Sie ihn nicht kalt mit heißen, gekochten Speisen. Fetter, abgetropfter Yoghurt darf jedoch in heiße Saucen gerührt und erwärmt werden.
- Streuen Sie auf Salat mit Essigmarinade keine Sesamkörner. Auch Reissalat mit Essig ist eine ungute Verbindung.
- Essen Sie Fleisch nie mit Getreide, Käse, Milch oder Honig zusammen. Diese Speisen sind einzeln bereits schwer verdaulich.
- Süßen Sie nur kühle oder lauwarme Speisen und Getränke mit Honig. Erhitzen Sie Honig nie. Trinken Sie nach dem Verzehr von Honig nichts Heißes.
- Nach öligen oder fettigen Speisen sollte man keine kalten Getränke zu sich nehmen.
- Essen Sie keine heißen und kalten Lebensmittel gleichzeitig: nichts Gebratenes zu Salat, nichts Warmes zu Rohkost, keine heißen Saucen zu kalten Desserts. Trinken Sie Warmes zu Warmem, Kühles zu Kühlem. Aber meiden Sie prinzipiell Eiskaltes und dampfend Heißes. Es schockt die Verdauungsorgane.

• Essen Sie nach scharfen, heißen Speisen nichts kaltes Süßes: Eiscreme oder ein Dessert mit süßer Sahne belastet nach einem gekochten, gut gewürzten Mahl. Der Verdauungstrakt ist mit derlei Gegensätzen überfordert.

Die Hauptmahlzeit mittags

Legen Sie die Hauptmahlzeit auf den Mittag, und nehmen Sie sich ausreichend Zeit dafür. Beim Mittagessen dürfen Sie als Nicht-Vegetarier Fleisch oder Fisch genießen. Die Verdauungskraft ist zwischen 12 und 14 Uhr stark. Beginnen Sie – gerade in der kalten Jahreszeit – die Hauptmahlzeit mit einer warmen Suppe, sie heizt Agni, das Verdauungsfeuer, an.

Alle hier im Buch beschriebenen Kochrezepte sind für vier Personen berechnet. Um eine komplette Mahlzeit zu gestalten, stellen Sie mittags zwei bis drei, abends ein bis zwei Gerichte für die Familie zusammen oder kombinieren ein Rezept mit einer Vorspeise bzw. einem Dessert. Die Rezepte sind einzeln erklärt, damit Sie nach Jahreszeit und persönlichen Vorlieben Ihr eigenes Menü aufbauen können. Eine Ausnahme bilden die Fasten- und Entschlackungsrezepte. Sie gelten für eine Portion.

Ayurvedischer Verdauungsaperitif

Kochen Sie 1 gehäuften EL Kreuzkümmel und 5 cm jungen Ingwer geschält und in Scheiben geschnitten 20 Min. in 1 l Wasser. Seihen Sie ab, und halten Sie den Verdauungsaperitif in einer Thermoskanne warm. Alternativ dazu können Sie mit 1 EL schwarzem oder grünem Pfeffer und 1 TL Kümmel, Fenchelsamen oder Gelbwurz experimentieren. Vor dem Essen kurbelt ein kleines Glas davon lauwarm bis warm getrunken die Verdauung an. Der Geschmack bietet eine interessante Alternative zu alkoholischen Aperitifs, die den Magen belasten und den Hunger anfachen.

Entspannt bei Tisch

Ayurvedische Empfehlungen für das Verhalten während des Essens sind nicht mit Benimmregeln zu verwechseln. Sie garantieren ein Mahl in entspannter Atmosphäre, eine verbesserte Verdauung durch Ausschaltung jeglicher Störungen sowie ein bewußtes Sattwerden. Zu häufig wird die Sättigung nicht erkannt. Die Folgen werden auf der Waage sichtbar.

- Setzen Sie sich frühestens drei Stunden nach einer leichten und fünf Stunden nach einer reichhaltigen Mahlzeit wieder zu Tisch. Zwischenmahlzeiten sieht Ayurveda nicht vor.
- Beginnen Sie eine Mahlzeit nicht aufgewühlt, erhitzt, unterkühlt oder durstig. Die Magennerven sind empfindlich, und Unverträglichkeiten haben nicht selten psychische Ursachen. Das führt zu Durchfall, der vermieden werden könnte.
- Ayurveda empfiehlt, bei Hunger zu essen, statt den Magen mit Flüssigkeit zu füllen. Trinken Sie während des Essens nichts oder nur kleine Schlucke warmen Tee, warmes Wasser bzw. zimmerwarmes, stilles Mineralwasser.
- Essen Sie alle gekochten Speisen noch warm, kalte in Zimmertemperatur. Kalte Speisen sollten zwei Stunden vorher aus dem Kühlschrank genommen werden.
- Während des Essens spielen die Speisen die Hauptrolle. Widmen Sie sich ihnen aufmerksam. Hintergrundmusik oder ruhige Gespräche – bitte nicht beides zugleich – begleiten die Mahlzeiten. Der hektische Busineß-Lunch ist ein Magen-Darm-Feind.

- Trinken Sie nach dem Essen ein Täßchen heißes Wasser. Es
regt die Verdauung an. Kaffee und Espresso garantieren
das gleiche, nur belastet das Koffein den Verdauungstrakt.
Das beliebte Gefühl der Erleichterung im Magen nach dem
Kaffee kommt allein von der heißen Flüssigkeit. Der
schwere Speisebrei wird verdünnt. Wasser reicht also. Eine
Alternative ist ein Glas Yoghurt eins zu drei mit stillem
Mineralwasser verdünnt. Es fördert die Verdauung. Zusätzlich können Sie einige Fenchel- oder Kümmelsamen
kauen, die mit getrockneten, vitaminreichen Berberitzenbeeren sehr gut schmecken. Sie stärken Magen wie Darm
und begleiten Sie in einer kleinen Tüte oder Pillendose
überallhin.

Das leichte Abendessen

Die letzte Mahlzeit sollte keine schwer verdaulichen Speisen
enthalten. Das bedeutet: Fleisch, Fisch, Eier, Wurst und
Schinken, Fettes, Geräuchertes oder Gepökeltes, Salate, Rohkost, alle Milchprodukte – auch Yoghurt! – und Käse essen
Sie abends nicht. Das gesunde Abendessen besteht aus gedünstetem Gemüse mit verdauungsstärkenden Gewürzen oder
einer passierten Gemüsesuppe ohne Fett. Dazu trinken Sie
nichts oder wenig heißen Tee. Ein Glas Wein oder Bier ist
zum Essen erlaubt, nicht mehr danach. So baut ihn die Leber
leichter ab. Verzichten Sie auf den Aperitif: Alkohol vor dem
Essen macht übermäßig hungrig und wirkt stärker. Zu Hause
leiten Sie das Abendessen mit einem alkoholfreien Kräuter-
aperitif ein (Seite 40).

Wer am Abend keinen Hunger spürt, läßt die Mahlzeit
ausfallen. Eine ayurvedische Essensregel besagt: Nichts trinken ohne Durst, nichts essen ohne Hunger. Sie hält gesund
und schlank zugleich. Der Körper neigt dazu, abends aufge-

nommene Kalorien verstärkt zu bunkern, statt in Energie umzuwandeln.

Berufliche Belastung und ihr Ausgleich

Berufstätige leben gedanklich mindestens neun Stunden täglich an ihrem Arbeitsplatz, inklusive Pausen, Hin- und Rückfahrt. Bei manchen steigert sich der Arbeitseinsatz auf bis zu 16 Stunden. Diese lange Zeitspanne darf den individuellen Bedürfnissen nicht entgegenlaufen. Die Anforderungen müssen mit der vorhandenen Energie zu erfüllen sein. Und die Freizeit sollte Belastungen ausgleichen: körperlich, psychisch und geistig.

Idealerweise analysieren Sie schon am Ende der Schulzeit, spätestens während der Ausbildung Ihre Fähigkeiten und Belastbarkeit. Wer über Zahlen gebeugt rasch ermüdet, gehört nicht in eine Steuerkanzlei. Wer häufig spontan reagiert, muß in konservativen Branchen Konflikte mit der Firmenhierarchie einkalkulieren. In anderen Geschäftszweigen sind schnelle Reaktionen und eigene Ideen willkommen. Wer langsam denkt und gern in Ruhe arbeitet, ist in Großraumbüros fehl am Platz. Nur wo Sie sich wohl fühlen, sind Sie zu Höchstleistungen fähig.

Berufswahl und Veranlagung

Die Berufswahl muß das prägende Dosha berücksichtigen. Wer seine Tätigkeit ausschließlich nach einer freien Stelle, dem Verdienst bzw. der Position auswählt, erlebt unangenehme Überraschungen.

43

- Bei vorherrschendem Vata brauchen Sie geregelte Arbeits-
zeiten. Halten Sie dem Arbeitsplatz die Treue. Häufige
Wechsel schaden nicht nur Ihrem Image, sondern auch Ihrer
inneren Ruhe. Unvorhergesehenes und hohe Anforderungen
unter Zeitdruck irritieren Sie. Fehler schleichen sich ein. Ihr
Durchhaltevermögen ist nicht sehr ausgeprägt. In leitenden
Positionen verwirrt Ihre Unsicherheit bzw. mangelnde Prä-
zision Mitarbeiter. Ihre Anpassungsfähigkeit dagegen prä-
destiniert Sie zu Teamarbeit. Sie sind sensibel und denken
sich leicht in andere hinein. Dieses Talent benötigen Päd-
agogen, Sozialarbeiter und alle, die im medizinischen Bereich tätig sind. Außendienst und Geschäftsreisen dagegen
verursachen bei hohem Vata-Stand Unwohlsein. Schicht-
bzw. Nachtarbeit stören die innere Balance. In kühlen oder
staubigen Räumen fühlen Sie sich unbehaglich, Vata steigt
hier. Berufskrankheiten folgen.
- Bei hohem Kapha-Anteil besitzen Sie zwar die idealen Voraussetzungen für eine Laufbahn als Verwaltungsbeamter,
doch suchen Sie sich lieber einen hektischeren Arbeitsplatz.
Streß ist ein Gesundbrunnen bei erhöhtem Kapha! Berufliche Schleudersitze verursachen weitaus weniger Unsicherheit und Angst als bei hohem Vata. Sie besitzen die Kraft,
Problemsituationen durchzustehen. Wer bei dieser Veranla-
gung eine sitzende oder monotone Tätigkeit wählt, muß
sich über geistige Trägheit, mangelnde Eigenmotivation sowie Übergewicht nicht wundern. Sie brauchen Anforderungen und meistern sie.
- Bei einer Pitta-Konstitution gehören Sie zu den energiegela-
denen Menschen der Tat. Sie eignen sich für Führungsposi-
tionen oder Lehrberufe. Sie sind kommunikationsfreudig.
Selbstdarstellung und öffentliche Reden bereiten Ihnen keine
Probleme. Sie wirken sicher. Politiker besitzen oft einen hohen Pitta-Anteil. Auch kreative Tätigkeiten erledigen Sie
gern und gut. Aber verharren Sie nicht lange in einer Posi-

tion, in der der Vorgesetzte direkt vor Ihrer Nase sitzt. Eigenständige Arbeit liegt Ihnen mehr als Unterordnung. Sie besitzen gute Voraussetzungen für die Selbständigkeit. Unter Streß wird jedoch Aggression wach. Bremsen Sie Ihre Emotionen in Krisenzeiten. Im Kampf um einen Posten gehen Sie über die sprichwörtlichen Leichen. Vorsicht: Überheizte Büroräume und das Arbeiten bei hohen Temperaturen im Freien erhöhen Pitta. Sind jetzt noch Chemikalien im Spiel, ist der Arbeitsunfall schon halb vorprogrammiert. Meiden Sie entsprechende Arbeitsplätze. Berufskrankheiten sind möglich.

Charaka gab Empfehlungen für die Berufswahl: Man solle nur mit Tätigkeiten seinen Lebensunterhalt verdienen, die die Aufrechterhaltung eines tugendsamen Lebens garantieren. Jeder solle im Berufsalltag den Weg des Friedens beschreiten und sich ein Leben lang weiterbilden (›Charaka Samhita‹ V, 107). Das mag auf den ersten Blick trivial klingen. Doch wie viele mögen diesem Ideal entsprechen in einer Gesellschaft, in der Arbeitslosigkeit, Mobbing, sexuelle Belästigung und Gewalt zunehmen? Die Ethik des Ayurveda gilt zu jeder Zeit.

Zeitmanagement im Beruf

Planen Sie den Arbeitstag ayurvedisch: Nutzen Sie die unterschiedlichen Tagesphasen. Legen Sie Routinearbeiten in den frühen Vormittag. Bis 10 Uhr schenkt Ihnen die Kapha-Phase die nötige Ausdauer. Wichtige Termine gehören dagegen nicht in die Kapha-Zeit vor 10 bzw. nach 18 Uhr. Wer geistig fit sein muß und kreative Lösungen demonstrieren will, nutzt die einfallsreiche, Intelligenz fördernde Pitta-Phase: vormittags bis zum Mittagessen. Pitta beflügelt jetzt den Geist. Das nachmittägliche Hoch nutzen Sie für das Sammeln neuer Ideen, theoretische Arbeiten, Besorgungen oder Botengänge. Die Vata-Phase von 14 bis 18 Uhr hält Körper und Geist in Bewegung.

Arbeit und Erholung

Der Arbeitstag sollte so aufhören, daß Sie noch Ihre ganze Kraft und Energie besitzen. Wie ist das möglich? Nicht mit weniger Arbeit, nicht mit langen Ruhepausen, sondern mit kleinen Unterbrechungen von fünf bis zehn Minuten zwei- bis dreimal täglich.

Meditation hilft, die Energie wieder zu sammeln. Ziehen Sie sich zurück, und setzen Sie sich mit gegrätschten Beinen auf einen Stuhl. Die Füße stehen fest auf dem Boden. Nun schließen Sie die Augen. Nehmen Sie ggf. die Brille ab. Die Hände ruhen auf den Knien. Konzentrieren Sie sich ganz auf sich. Lassen Sie auftauchende Gedanken ziehen. Hängen Sie ihnen nicht nach, und fangen Sie nicht an zu grübeln. Nach fünf bis zehn Minuten heben Sie den Kopf und kommen wieder in die Realität zurück. Öffnen Sie dann die Augen.

Sollten Sie bei dieser kurzen Meditation Gedanken gestört haben, schreiben Sie sie auf. Kommen sie wieder, überdenken Sie sie. Gibt es eine Person, mit der Sie sich immer wieder beschäftigen? Haben Sie eine – vielleicht lange zurückliegende – Situation nicht verarbeitet? Wenn das zutrifft, stellen Sie sich diesem Problem. Lösen Sie es rasch. Nur so verbannen Sie es aus Ihrem Kopf.

Beobachten, verstehen, sich ändern

Beobachten Sie sich selbst kritisch. Wer die Verbindung bestimmter Reaktionen zu einem Dosha erkennt, steuert bewußt dagegen an. Beugen Sie Überforderung durch Streß oder Monotonie im Beruf vor. So vermeiden Sie unangemessene Ausbrüche, Fehler und Unfälle. Das geschieht hauptsächlich durch den Ausgleich in der Freizeit: Ruhe und Konzentration auf die eigene Person in hektischen Zeiten – Aktivität, Sport, geistige Anregung in eintönigen Phasen sind wichtig.

Berücksichtigen Sie in der Zusammenarbeit mit anderen Ihr persönliches Profil: Viel Vata verleitet zu Introvertiertheit und Schüchternheit. Kommunikationschwierigkeiten sind möglich. Bei erhöhtem Kapha vergessen Sie nie etwas, reagieren aber mitunter nachtragend. Mit hohem Pitta-Anteil agieren Sie extrovertiert, doch ein Hang zu Ungeduld oder Aggressionen besteht.

Selbstverständlich läßt sich die Dosha-Lehre auch auf Kollegen und Vorgesetzte anwenden. Niemand kann seine Mitmenschen ändern, aber Verständnis erleichtert die Zusammenarbeit. Ein Beispiel: Der Chef tobt, seine Stimme ist laut, wild gestikuliert er. Warme Temperaturen oder Streß haben den Pitta-Pegel eines tendenziell cholerischen Menschen auf den Gipfel getrieben. Raten Sie ihm jetzt nicht zu einem abkühlenden Mondspaziergang oder etwas Ghee auf die Schläfen. Das könnte ihn beruhigen, er würde Sie aber kaum verstehen. Orten Sie den Ausbruch als sein Problem, und fühlen Sie sich nicht betroffen. Am Arbeitsplatz hilft Distanz zu Emotionen.

Streß bewältigen bei zuviel Vata

Der Zwang, mit Kollegen, betrieblichen Entwicklungen oder Zeitplänen Schritt zu halten, treibt Vata in die Höhe. Je mehr Sie unter Zeitdruck stehen, um so mehr schwillt dieses Dosha an. Die Folgen sind Nervosität, Unsicherheit und Verlust von Selbstvertrauen.

Die beruflichen Anforderungen wechseln idealerweise zwischen geistiger Beanspruchung und Routine ab. So droht keine Überforderung. Reine Kreativjobs oder kommunikationsintensive Stellen überfordern Menschen mit einer Vata-Konstitution. Bedenken Sie stets, daß Ihre Konzentration keinen geistigen Marathon durchsteht. Gewöhnen Sie sich an, schriftliche Notizen zu machen. Ihr Kurzzeitgedächtnis funktioniert phänomenal, nur vergessen Sie gelegentlich etwas. Treffen Sie nachmittags wenn möglich keine wichtigen Entscheidungen. In der täglichen Vata-Phase ab 14 Uhr reagieren manche zögerlich.

Günstig wirken sich regelmäßige Bestätigungen aus. Wer einmal jährlich eine offizielle Beurteilung erhält, weiß wo er steht und fühlt sich sicherer. Fordern Sie Kritik heraus. Ihr Anpassungsgeschick erleichtert notwendige Veränderungen.

Pausen und regelmäßige Essenszeiten sind bei erhöhtem Vata notwendig. Andernfalls schwinden die Kräfte und die Auszehrung beginnt. Das ist vor allem im kalten Winter zu erwarten. Wenn der anstrengende Arbeitstag vorüber ist, heißen die essentiellen Bedürfnisse Ruhe, Schweigen, Entspannung und Wärme. Langes Sprechen steigert Vata. Lehrer, Erzieher und Trainer sind hier besonders gefährdet. Ihre Berufskrankheit Heiserkeit ist ein Signal für zuviel Vata.

Übertrumpfen Sie den Berufsstreß nicht mit einem bombastischen Freizeitprogramm. Wer bei dieser Konstitution die Abende im Fitneßcenter verbringt, lebt gefährlich. Der Organismus ruht sich nicht ausreichend aus.

Meditieren Sie zur Entspannung. Sie brauchen einen seriösen Trainer, keinen ideologisch geprägten. Regelmäßiges Meditieren löst einen dritten Zustand zwischen Schlafen und Wachen aus. Das Bewußtsein bleibt angeschaltet, aber Sie selbst steuern die Gedanken nicht mehr. Der einzige willentliche Akt ist das Fortschicken auftauchender Ideen, Bilder und Gefühle. Sie blenden die Welt für den Zeitraum der Meditation aus. Das entspannt.

Zu Beginn helfen Mantren. Das sind einzelne Klangsilben oder schematische Bilder. Indische Gurus geben ihren Schülern diese Hilfsmittel. Sie dürfen sich auch selbst ein Mantra wählen. Wichtig ist ausschließlich, daß Sie alles Ablenkende ruhig und emotionslos fortschicken. Lassen Sie die Gedanken an sich vorbeiziehen wie Wolken.

Süßes stärkt die Nerven

Sie sind nervös und unsicher, aber eine Entscheidung ist gefordert, ein entscheidendes Gespräch muß geführt werden. Nutzen Sie ayurvedische Erkenntnisse: Essen Sie vor dem Termin eine Süßigkeit. Mandeln, Nüsse oder eingeweichte Trockenfrüchte sind das richtige Beruhigungsmittel. Oder trinken Sie ein Glas warme Milch mit 3–4 zerhackten Mandeln und 1 TL Honig. Auch Rosinen stärken die Nerven: Kochen Sie 1 gehäuften EL Rosinen in einem Glas Wasser einmal auf, lassen Sie sie 1 Stunde. ziehen, und trinken Sie nur das Wasser. Es gilt als Rasayana, als geistiges Stärkungs- und Beruhigungsmittel.

Streß bewältigen bei zuviel Kapha

Ihre von Natur aus vorhandene Gelassenheit rettet Sie vor manchem Chaos und hilft Ihnen über Streßphasen hinweg. Ihr Durchhaltevermögen ist ausgeprägt. Routinearbeit erschreckt Sie nicht. Selbst für den fünften Antrag reicht die Geduld. In Krisen verlieren Sie nicht die Nerven. Nur wenn Schnelligkeit gefordert ist, taucht ein Problem auf: Sie benötigen viel Zeit für die Arbeit.

Kurze Unterbrechungen des geregelten Arbeitstags helfen Ihnen, munter zu bleiben. Verzichten Sie auf ein üppiges Mittagessen, gehen Sie statt dessen spazieren. Nutzen Sie die Zeitersparnis, die Sie mit Ihrem guten Gedächtnis erreichen, und verlassen Sie den Arbeitsplatz für kleine Besorgungen innerhalb der Firma. Treiben Sie sich in der morgendlichen Kapha-Phase bis 10 Uhr bewußt zu Leistungen an, und beenden Sie den Arbeitstag möglichst vor 18 Uhr.

Motivieren Sie sich selbst, erkennen Sie in Anforderungen eine Chance, und überwinden Sie die eigene Passivität. Bauen Sie auf Ihr Langzeitgedächtnis und Ihre Ausdauer. Zusätzlich sollten Sie sich um schnelleres Handeln bemühen, sofortiges Reagieren trainieren und Mut zum Risiko probieren. Zuviel Sicherheitsdenken fördert geistige Stagnation.

Aktive Freizeitgestaltung, viel Bewegung und Sport sind bei einer Kapha-Konstitution notwendig. Existiert ein motivierender Freundeskreis oder lebt die Familie in fröhlichem Dauerstreß, ist der Ausgleich gewährleistet. Wenn nicht, melden Sie sich z. B. im Fitneßcenter und in der Volkshochschule zu fortbildenden Kursen an.

Scharf motiviert in die Schlacht

Sie stehen vor einer beruflich entscheidenden Situation, müssen sich stellen, sollen vielleicht eine Änderung einleiten. Aber Ihnen fehlt die Energie. Putschen Sie sich mit einem scharfen Happen auf: frische Ingwerschnitze, mit Cayennepfeffer gewürzte Bananenchips – dünn gehobelt, mit Zitronensaft beträufelt und im Backofen bei 50 °C getrocknet, dann scharf gewürzt. Auch Erdbeeren mit schwarzem oder grünem Pfeffer helfen. Scharfes baut Kapha ab und aktiviert.

Streß bewältigen bei zuviel Pitta

Wenn Sie ein ausgeprägtes Pitta besitzen, sollten Sie Beruf und Privatleben streng voneinander trennen. Andernfalls arbeiten Sie nur. Falls Sie nach 22 Uhr plötzlich an Arbeitsprobleme denken, lassen Sie sich nicht darauf ein. Sie besitzen ausreichend Intelligenz, sie am nächsten Morgen zu lösen.

Ungünstig ist einsames Arbeiten. Sie haben Teamgeist und suchen die Kommunikation. Tauschen Sie sich regelmäßig aus, und bauen Sie auch in verantwortungsvollen Positionen nicht allein auf die eigene Meinung. Sorgen Sie für ein angenehmes, ruhiges Arbeitsklima, und schalten Sie Dauerbelastungen aus. Die Stichworte heißen Delegieren und Arbeitsteilung.

Zügeln Sie im Berufsalltag die Kampfbereitschaft. Sie treibt Sie voran, aber sie muß zugunsten einer Zusammenarbeit zurückgedrängt werden. Das gleiche gilt für Ihre Risikofreudigkeit: Gehen Sie unter Streß keine unkalkulierbaren Wagnisse ein.

Achten Sie tagsüber auf Pausen, in denen Sie wirklich abschalten können. Der Busineß-Lunch ist äußerst ungünstig für Sie: Bei Hunger werden Sie ungeduldig und zornig. Außerdem verhindert der große Appetit die Konzentration auf ein Gespräch.

Mit dem Karriereziel vor Augen vergessen viele das Leben. Bedenken Sie: Ein entspanntes Wochenende in der Familie oder im Freundeskreis ist keine verlorene Zeit, sondern Erholung. Ohne Ausgleich und Bestätigung außerhalb der Berufswelt fehlt auf Dauer die Energie für den Job. Da ein hoher Pitta-Anteil Aggressionen schürt, ist sportlicher Ausgleich wichtig: Jogging, Fahrradtouren, Wandern, Tennis, Squash und Besuche im Fitneßcenter helfen, aufgestaute Gefühle sowie negativen Streß umzupolen und die freigesetzte Energie auszutoben.

Nicht zu hitzig durchstarten

Dominiert Pitta, müssen Sie die Bremse ziehen: Positive Energie kann jetzt ins Negative umschlagen und ein Eigentor statt Erfolg bescheren. Das überschießende Temperament besänftigen Sie mit Süßem: Frische Beeren mit braunem Rohrzucker und Sahne, Mandeln, frische oder getrocknete Datteln, Feigen. Bei zuviel Pitta sollte auf Honig verzichtet werden. Er gilt nach ayurvedischen Kriterien als scharf und heizt weiter auf.

Sexualität, Erotik, Liebe

Ein indisches Buch ist in weiten Teilen der Welt verbreitet, selbst bei vielen, die sich nicht für die asiatische Philosophie erwärmen: das ›Kamasutra‹ von Vatsyayana. Der Titel heißt auf Sanskrit »Leitfaden« bzw. »Lehrbuch der Liebe«. Die Silbe »Kam« bedeutet lieben, sich sehnen oder begehren. »Kama« ist der Name des hinduistischen Liebesgottes. Er wird ähnlich wie der griechische Amor mit Pfeil und fünf Bogen – als Symbol für die fünf Sinne – dargestellt und reitet auf einem Papagei. Kama hat zwei Frauen: Rati symbolisiert die Wollust, Priti die befriedigte Liebe.

Das ›Kamasutra‹ datieren Experten auf das dritte bis sechste Jahrhundert nach unserer Zeitrechnung. Es fußt in wesentlichen Teilen auf den erotischen Empfehlungen des Ayurveda und den Liebeszaubern seines Vorläufers, des Atharvaveda. Explizit sind diese geistigen Quellen genannt:

»Aus Ayurveda, aus dem (Atharva-)Veda
wie auch aus den Geheimwissenschaften
und von geeigneten (Leuten) sind zu erfahren
die Mittel, welche Liebe bewirken.«

(Mallanaga Vatsyayana, ›Das Kamasutra‹,
übersetzt von Klaus Mylius)

In Indien lernen junge Ehepaare Sexualität erst nach ihrer
Hochzeit kennen. Die vermittelten Ehen erzwingen diese Reihenfolge meist noch heute. Doch auch Europäer können vom
Klassiker der Liebeskunst lernen. Das ›Kamasutra‹ behandelt
tägliche Hygiene, Annäherung an den Partner bzw. die Part-
nerin, Verführung und Stimulierung, Geschlechtsverkehr und
Eheleben. Wie im Ayurveda sind auch hier Aphrodisiaka
wichtig. Ohne diese Hilfsmittel soll der Verkehr nicht voll-
zogen werden. Viele Rezepte bestehen aus Kräuterpulvern,
Honig oder Zucker und Ghee.

Der Geschlechtsakt ist laut Ayurveda die heilige Fortfüh-
rung der Schöpfung. Der Komplex erotische Lust kommt
dennoch nicht zu kurz. Die Lehrbücher fordern ausdrücklich
die sexuelle Befriedigung für Mann und Frau. Die ayurvedische Ethik hält das Kamasutra allerdings nicht aufrecht: Ehe-
bruch und Prostitution – einst verdammt von ayurvedischen
Altmeistern – sind ausführlich behandelt.

Sex als Energiespender

Der Geschlechtsakt gilt als lebenserhaltend. Wie der Schlaf als
Regenerierungsphase neue Energie mobilisiert, jeder Atemzug
und jede Speise neue Kraft garantiert, so schenkt positiv erfahrene Sexualität psychische Stärke und Lebensenergie. Zu
einer so verstandenen Sexualität gehören traditionell acht Sta-
dien: die gegenseitige Wahrnehmung, die erotische Anziehung,

der gemeinsame Rückzug in die Zweisamkeit, gegenseitiges Fühlen, das Gespräch über Sexualität, die Begierde, erste erotische Aktivitäten und schließlich die Vereinigung. Exzessive Sexualität und Hemmungslosigkeit aber zehren aus. Daher wird phasenweise Enthaltsamkeit empfohlen.

So wie Hunger, Nahrungsaufnahme und Verdauung von den drei Doshas gelenkt werden, so steuern sie auch den Geschlechtsakt: Kurz vor der Vereinigung steigt Vata als Dosha der Bewegung. Es treibt die Liebenden zusammen. Pitta ist bereits in der Vorphase erhöht und heizt die Körper während des gesamten Akts auf. Ein Teil von Pitta steckt im Blut und im Herzen. Es löst das Liebesgefühl aus. Erst nach dem Orgasmus beruhigt sich Pitta und sinkt. Dann fällt auch die Körpertemperatur. Man schwitzt nicht mehr. Kapha läßt die Lust anschwellen und schenkt Ausdauer. Eine Ejakulation und eine befeuchtete Scheide wären ohne das Flüssigkeit spendende Kapha unmöglich.

Wer, wann und wo?

Die günstigste Tageszeit für sexuelle Aktivität ist am frühen Abend nach Sonnenuntergang. Es ist die abendliche Kapha-Phase. Jetzt besitzen die Körper ausreichend Energie für eine befriedigende Begegnung der sich liebenden Partner. Ja, auch das ist gefordert: Geschlechtsverkehr darf nur zwischen Liebenden stattfinden. Gegenseitiger Respekt und tiefe Gefühle sind so wesentlich wie die Anziehungskraft. Unfreundliches oder schlechtes Benehmen ist vor, während oder nach dem Akt nicht zu tolerieren. Wer mit einem anderweitig gebundenen Partner Sex hat, jemanden drängt oder gar zwingt, belastet sich psychisch.

Weitere Voraussetzungen sind ausgewogene Doshas, psychische und körperliche Stabilität. Wer krank ist bzw. an einer Infektion leidet, ist von der Sexualität ausgeschlossen. Die Bedeutung körperlicher Sauberkeit neben der ethischen Reinheit erkannte schon Charaka. Die Liebenden sollen zudem einen intimen Ort wählen. Ausdrücklich sind in traditionellen Schriften heilige Orte und Friedhöfe ausgeklammert.

Sex unter anderen Voraussetzungen gilt als Mißbrauch und Ursache zahlreicher Krankheiten. Unmißverständlich heißt es: Negativ erfahrene Sexualität macht krank. Die psychischen Konflikte, die sich heute aus manchen Beziehungskisten ergeben, belegen die Gültigkeit dieser Regeln Jahrtausende nach ihrer Aufstellung.

Sexualität ist während der Fastenzeit und bei Wetterwechsel ungesund, da der Körper jetzt geschwächt ist. Bei großer Hitze, tagsüber und unmittelbar nach dem Essen wird Sex genausowenig empfohlen: Kapha fehlt.

Die Sinne stimulieren

Die beste erotische Verführerin ist die Schönheit. Strahlende Augen, glänzende Haare und eine makellose weiche Haut sind gemeint – keine vergänglichen Schönheitsideale und keine faltenfreien Gesichter. Ein gesunder Körper, Liebe und Offenheit dem anderen gegenüber lassen eine Attraktivität von anderer Qualität entstehen als Tuben und Tiegel. Es sei betont, daß diese Schönheit als Basis einer gegenseitigen Anziehungskraft von Frau wie Mann gefordert ist.

Wecken Sie Ihre Sinnesorgane, denn dann genießen Sie Sex intensiver. Beobachten Sie Ihren Partner aufmerksam, und nehmen Sie Reaktionen auf Ihr Verhalten wahr. Charaka empfahl, sich stets nur einer Angelegenheit zu widmen. So wie man sich bei der Arbeit nicht ablenken läßt, so konzentriert man die Gedanken abends auf das Liebesspiel.

- Sensibilisieren Sie Ihre Nase, und experimentieren Sie mit Düften. Das stets gleiche Parfum stumpft den Geruchssinn ab. Probieren Sie aus, wie sich Ihr natürlicher Körpergeruch verändert, wenn Sie sich vegetarisch ernähren, keinen Alkohol trinken oder nicht rauchen. Wer viel Fleisch oder Wurst, Eier und Fisch ißt, übersäuert den Körper. Die Folgen sind unangenehme Körperausdünstungen. Angenehme Düfte dagegen stimulieren die Libido. Blumen im Schlafzimmer verbreiten eine erotische Atmosphäre, Blütenbäder zu zweit regen an. Legen Sie frische Rosenblätter, Jasminblüten oder Ihre Lieblingsblumen auf das Badewasser.
- Schärfen Sie Ihr Gehör, wählen Sie entspannende oder sanft anregende Musik. Wenn Sie auf dem Land wohnen, öffnen Sie ein Fenster, lauschen Sie den Vögeln und dem Blätterrauschen. Im Schlafzimmer betören leise Worte und flüsternd gewechselte Wünsche.
- Nehmen Sie regelmäßig Aphrodisiaka bzw. anregende Lebensmittel zu sich. Nach Charaka gehören sie zur Nahrung jedes Erwachsenen, der nicht keusch lebt. Die Rezepte versprechen sexuelle Energie, um größtmögliche Intensität zu erleben.
- Machen Sie einmal monatlich ein Peeling (Seite 73), und baden Sie zweimal wöchentlich in Milchwasser: Dazu geben Sie 1 l Vollmilch in 36 bis 38 °C warmes Badewasser. Eine Alternative sind regelmäßige Ölmassagen. Sie garantieren gesäuberte Poren, eine weiche Haut und intensiveres Spüren. Sie fühlen sich besser an und nehmen den Partner über die Haut stärker wahr.

Hunger oder ein übervoller Bauch sind natürliche Feinde der Lust. Ein Grund, sich nach ayurvedischen Ernährungsempfehlungen zu richten, feste Essenszeiten einzuhalten und den Speiseplan dem Klima anzupassen. Auch Verdauungsstörungen schwächen die sexuelle Kraft. Kann die Nahrung nicht in Lebensenergie umgesetzt werden, entsteht zuwenig Oja – die essentielle Energie, ohne die kein Leben existiert. Der Körper wird geschwächt. Die Folgen sind – neben Krankheitsanfälligkeit – sexuelles Desinteresse oder Impotenz. Sattvische Speisen und ein sattvischer Geist nähren Oja und verhelfen zu einer befriedigenden Sexualität.

Sex und Zeugung

Das Dosha des Kindes ist abhängig vom Gesundheitszustand der Eltern bei der Zeugung. Leben sie psychisch und körperlich ausgewogen, liegt bei beiden keine Krankheitsanfälligkeit vor und leiden sie an keinerlei Beschwerden, sind optimale Voraussetzungen für ein gesundes, kräftiges Kind gegeben. In Konfliktsituationen und unter Streß sollte niemand versuchen, ein Kind zu zeugen. Diese Forderungen des Ayurveda werden um so verständlicher, wenn man berücksichtigt, daß Vaidyas und Astrologen früher den günstigsten Zeitpunkt für die Zeugung eines königlichen Nachfolgers finden mußten.

Sexualität steht nach ayurvedischen Schriften vorrangig im Dienst der Zeugung. Stärkungsmittel für Männer und Frauen sollen gesunde Nachkommen garantieren. Die Aphrodisiaka werden nicht in der alleinigen Hoffnung auf Lustmaximierung genommen, sondern für eine Kräftigung der Fortpflanzungszellen sowie für die körperliche Energie der Eltern.

Der Ayurveda-Konstitutionstest

Kreuzen Sie die Sätze an, die am ehesten auf Sie persönlich zutreffen. Anschließend zählen Sie, wie oft Sie die Ziffern 1, 2 und 3 angekreuzt haben.

Betrachten Sie sich objektiv!

☐ 1	Sie sind über 50 Jahre alt.
☐ 2	Sie sind noch unter 20.
☐ 3	Ihr Alter liegt zwischen 20 und 50 Jahren.
☐ 1	Sie sind sehr groß oder sehr klein, in jedem Fall zierlich bzw. schlank.
☐ 2	Ihre Statur ist kräftig und rundlich. Sie neigen zu Übergewicht.
☐ 3	Ihre Figur ist mittelgroß, der Knochenbau stabil.
☐ 1	Sie gestikulieren fahrig, unsicher, niemals raumgreifend.
☐ 2	Ihre Gestik ist minimal. Sie unterstreichen Ihre Aussagen selten mit den Händen.

☐ 3	Ihre Gesten sind großräumig. Sie nicken oft oder schütteln den Kopf, holen mit den Armen weit aus und deuten mit dem Finger auf Angesprochenes.
☐ 1	Sie können nicht lange still sitzen, irgend etwas treibt Sie immer an.
☐ 2	Nichts motiviert Sie zu permanenter Aktivität; Sie halten es lange an einem gemütlichen Fleck aus.
☐ 3	Läuft alles nach Plan, bleiben Sie ruhig – wenn nicht, werden Sie nervös.
☐ 1	Ihre Haut ist trocken und fühlt sich kalt an, Falten bilden sich früh.
☐ 2	Die Haut fühlt sich weich an, das Gewebe lagert Wasser ein, das Gesicht kann am Morgen aufgeschwemmt wirken.
☐ 3	Die Haut ist manchmal unrein, rötet sich im Sommer leicht, entzündet sich häufiger oder zeigt Hautausschlag.
☐ 1	Ihre Stimme ist leise, manchmal rauh und heiser, eventuell zittert sie.
☐ 2	Die Stimme tönt voll und warm, die Stimmlage ist tiefer.
☐ 3	Sie sprechen durchdringend, gelegentlich schrill. Sie sind ein guter Redner.

☐ 1	Ihre Zähne neigen zu Löchern und Karies.
☐ 2	Sie besitzen gesunde, kräftige und große Zähne.
☐ 3	Das Zahnfleisch entzündet sich leicht und blutet häufiger; Sie leiden eventuell an Parodontose.
☐ 1	Die Haare sind spröde und müssen nicht häufig gewaschen werden.
☐ 2	Ihr Haar ist kräftig, eher fettig.
☐ 3	Ihre Haare sind sehr fein, eventuell früh ergraut oder gelichtet.
☐ 1	Der Appetit ist unregelmäßig. Sie machen sich wenig aus den Mahlzeiten.
☐ 2	Ihr Appetit ist gering bis normal, fast nehmen Sie schon beim Zuschauen zu.
☐ 3	Der Appetit ist groß, Sie vertragen alles. Fällt eine Mahlzeit aus, sinkt die Laune.
☐ 1	Sie schwitzen selten. Sogar in der Sauna oder im Dampfbad perlt wenig Schweiß.
☐ 2	Sie schwitzen bei hohen Temperaturen nicht übermäßig und leiden auch nicht unter Körpergeruch.
☐ 3	Sie schwitzen leicht, der Schweiß kann unangenehm säuerlich riechen und die Wäsche gelb verfärben.

☐ 1	Ihr Immunsystem ist schwach. Sie sind von jeder Grippewelle betroffen.
☐ 2	Sie besitzen ein stabiles Immunsystem. Sie fühlen sich selten krank – doch wenn Sie erkranken, dauert die Heilung lang.
☐ 3	Sie sind anfällig für Infektionen und Entzündungen. Auch bekommen Sie rasch Sonnenbrand.
☐ 1	Sie leben in einer bergigen Region, in kaltem und trockenem Klima. Häufig sind Sie Wind und Sturm oder Zugluft ausgesetzt.
☐ 2	Sie leben an der Küste, auf einer Insel, in einer Seenlandschaft, an einem Fluß.
☐ 3	Sie leben in einer Großstadt, einem Ballungs- oder Industriegebiet.
☐ 1	Energie und Ausdauer sind begrenzt. Es hält Sie nichts lange an einer Aufgabe.
☐ 2	Sie besitzen eine ausgeprägte Ausdauer bei Sport, Anstrengung und jeglicher Arbeit – körperlich, psychisch und geistig.
☐ 3	Sie verfügen über viel Energie. Nur mit dem Durchhaltevermögen hapert es.
☐ 1	Sie gelten als sensibel und fühlen sich rasch in andere hinein.

| ☐ 2 | Sie lieben einen ruhigen, beschaulichen Lebensstil. |
| ☐ 3 | Sie kennen cholerische Anfälle, Wutausbrüche oder Aggressivität, wenn etwas nicht klappt. |

☐ 1	Ihre Lebenseinstellung heißt Anpassung. Sie wollen nicht auffallen.
☐ 2	Sie bleiben lieber passiv. Bevor Sie aktiv werden, denken Sie in Ruhe nach.
☐ 3	Ihr Lebensmotto ist der Kampf. Sie setzen sich durch.

☐ 1	Sie fühlen sich unsicher und treten wenig selbstbewußt auf.
☐ 2	Sie ruhen in sich, fühlen sich stark und zeigen dieses Gefühl.
☐ 3	Sie gelten als selbstbewußt. Ihr Geltungsbedürfnis ist ausgeprägt.

☐ 1	Sie haben wechselnde Beziehungen und möchten sich nicht gern auf Dauer binden.
☐ 2	Partnerschaften und Freundschaften leiden an Ihrer mangelnden Anpassungsfähigkeit.
☐ 3	In Partnerschaften und unter Freunden sind Sie der große Kritiker. Selbst stecken Sie Kritik weniger gut ein.

Testauswertung

Die Aussagen mit der Ziffer 1 verweisen auf Vata, die mit der Ziffer 2 auf Kapha und mit der 3 auf Pitta. Haben Sie ein Dosha häufig angekreuzt, dominiert es klar. Berücksichtigen Sie das bei der Ernährung und täglichen Pflege. Das prägende Dosha sollte abgebaut werden, um einen idealen Gleichstand zu erzielen. Haben Sie im Test zwei Doshas etwa gleich häufig angekreuzt, prägen beide. Das körperlich dominierende Dosha wird dann mit der Ernährung abgebaut. Das psychisch vorherrschende ist beim Lebensstil zu berücksichtigen.

Mit Ayurveda durch den Tag

Tag und Nacht bilden natürliche Zeitzyklen, die den 24-Stunden-Rhythmus bestimmen. Sie prägen die Natur wie den Menschen. Ursprünglich diktierte der Stand der Sonne den Tagesablauf: im Dunkeln schlafen, im Hellen aktiv werden, Nahrung suchen, kochen, essen. Mit dem künstlichen Licht entstand eine Unabhängigkeit von diesen Rhythmen. Und damit begann ein unnatürliches Leben. Lernen Sie mit Ayurveda den naturgegebenen Rhythmus neu kennen.

Die Tagesplanung

Die ayurvedischen Schriften sind auch heute, nach über 2000 Jahren noch gültig: Sie listen täglich notwendige Maßnahmen zur Gesundheitsvorsorge auf und legen die Essenszeiten fest. Leben Sie bewußt nach diesen Empfehlungen. Entwickeln Sie für Pflege, Hygiene und Ernährung ein Tagesritual, an das Sie sich künftig halten. Wer mit Kindern lebt, weiß wie wichtig feste Zeiten und Regelmäßigkeiten sind. Auch Erwachsenen erleichtern sie den Alltag. Sie finden dann täglich mehr Zeit für sich selbst. Das dient dem Streßabbau und der Vorbeugung. Beginnen Sie Ihr persönliches Zeitmanagement gleich am Morgen.

Früh aufstehen

Die beste Zeit zum Aufstehen ist kurz vor 6 Uhr. Jetzt regiert Vata noch, das Dosha der Bewegung. Wenn Sie regelmäßig seinen Schwung mit in den Tag nehmen, starten Sie leichter. Wer zwischen 6 und 10 Uhr das Bett verläßt, befindet sich in der von Kapha dominierten Tageszeit. Jetzt sind Sie träger und kommen schwieriger hoch. Selbst wenn Sie am Wochenende sehr spät zu Bett gegangen sind, werden Sie nicht viel später als 10 Uhr wach, denn danach aktiviert Pitta. Beobachten Sie diesen Vorgang.

Die tägliche Verdauung

Gesunde trainieren ihren Darm zur morgendlichen Entleerung. Funktioniert sie nicht gleich, helfen zwei, drei Gläser heißes Wasser – die Sie sich im Idealfall am Bett servieren lassen. Auch eine leichte Bauchmassage vor dem Aufstehen aktiviert den Darm. Eine andere Unterstützung bietet Bewegung: Joggen Sie nach dem Aufstehen und einer kurzen »Katzenwäsche« täglich 15–30 Minuten.

Wer Verdauungsreste nicht regelmäßig ausscheidet, riskiert Gärung im Darmtrakt und Blähungen sowie Verstopfung, eine mangelhafte Versorgung der inneren Organe wie der Haut und dadurch bedingte Hautunreinheiten oder -verfärbungen. Vaidyas sehen in der Anhäufung von Stuhl im Mastdarm die Ursache für zahlreiche Krankheiten.

Sie schwächen Ihre Verdauung mit Über-, Unter- oder Fehlernährung. Üble Folgen haben regelmäßiges Fast food, warm gehaltenes Kantinenessen und Konserven, zuviel und zu fettes Essen. Wer schnell die Mahlzeiten aufeinander folgen läßt, ohne daß die vorangegangene verdaut ist, stört den Stoffwechsel. Weitere Übeltäter sind langer Schlaf, Krankheiten und regelmäßige Medikamenteneinnahme, abrupte Klimawechsel, weite Reisen und psychische Belastungen. Sie fördern Stoffwechselschlacken. Die Inder nennen sie Ama. Schlacken schwächen wie Gifte das Immunsystem und machen krankheitsanfällig, weil sie sich überall im Körper festsetzen: im Blut, im Gewebe, in den Gelenken. Die Folgen heißen Übersäuerung, erhöhte Fett- und Cholesterinwerte, Kalziumablagerungen in den Arterien, Rheuma, Arthritis oder Gicht. Sie erkennen Ama an einer weißlich oder gräulich belegten Zunge. Wer vorbeugen möchte, legt ein bis zwei Entschlackungstage pro Monat ein: morgens und abends heißes Wasser, mittags eine fettfreie Gemüsesuppe. Zwei bis drei Liter sollten Sie pro Tag trinken. Zusätzlich entschlacken ein Besuch in Sauna oder Dampfbad, körperliche Aktivität, Schwitzen und heiße Bäder.

Natürliche Körperregungen

Vaidyas halten alle körperlichen Impulse für gesundheitserhaltend. Niemand sollte sie unterdrücken. Nur zieht man sich aus Respekt vor anderen bei etlichen besser zurück. Unterdrücken Sie Harn- oder Stuhldrang nicht. Abgehende Winde entlasten den Körper. Werden sie zurückgehalten, sammelt sich Vata – Luft – im Bauchraum und verursacht Beschwerden. Niesen, Husten, Aufstoßen, Gähnen und Weinen reinigen den Körper. Geben Sie auch dem Drang zum Erbrechen nach. Sonst verstopft ungesunder Nahrungsbrei die Verdauungsorgane. Stillen Sie Hunger und Durst, wenn sie nicht von Gier ausgelöst werden, regelmäßig zu festen Zeiten. Naschen Sie nicht zwischendurch. Schlaf ist ein Bedürfnis, dem unbedingt nachzukommen ist. Wer langfristig zuwenig schläft, schadet sich massiv. Unterdrücken Sie weder sexuelle Bedürfnisse noch eine Ejakulation. Ein enthaltsames Leben ist auf Dauer nicht natürlich.

Morgens für sich selbst Zeit haben

Gönnen Sie sich vor der Hektik des Tages fünf Minuten ganz für sich. Betrachten Sie kurz, aber ehrlich Ihre Situation: Was will ich heute? Wie kann ich es erreichen? Gestehen Sie sich Probleme und Negatives ein. Dann wird es Sie nicht überraschen. Früher haben viele Ruhe im Gebet gefunden. In Indien meditieren die meisten oder opfern ihren Göttern. Für was immer Sie sich entscheiden, wichtig ist Gelassenheit, mit der Sie der Tageshektik begegnen.

Streichen Sie dann Ihr Gesicht aus. So beseitigen Sie Verspannungen und glätten die Gesichtszüge. Die Berührung optimiert die Durchblutung und dadurch die Hautversorgung. Die Langzeitfolge ist besseres Aussehen. Und Sie aktivieren die Energiepunkte im Gesicht. Ayurveda kennt 107 energiereiche Zonen an Körper, die mit den inneren Organen verbunden sind. 37 liegen an Kopf und Hals. Sie heißen Marma. Durch das Massieren wird ihre Energie freigesetzt.

- Setzen Sie die drei mittleren Finger beider Hände links und rechts neben der Nase an, und streichen Sie langsam in einem runden Bogen unter den Augen entlang bis hoch zu den Schläfen. Diesen Bogen ziehen Sie fünfmal, wobei Sie jedesmal die Finger ein bis zwei Zentimeter tiefer ansetzen. Der letzte Bogen führt vom Kinn bis zu den Ohren.
- Dann legen Sie die sechs Fingerkuppen eng nebeneinander über die Nase und streichen die Stirn hoch zum Haaransatz. Sie arbeiten sich auf der Stirn von der Mitte langsam nach außen und wieder zurück.

Körperlich und geistig aktiv starten

Die beste Zeit für Meditation, Atemübungen, Yoga-Asanas oder ein Körpertraining ist die Zeit vor dem Frühstück. Vaidyas sehen in der Meditation – in Gruppen oder allein – eine Nahrung für die Psyche. Sie hilft, Wünsche und Begierden zu zügeln, lenkt zu einem ethisch korrekten Verhalten und schenkt dauerhafte Gesundheit. Empfohlen wird die Meditation im Angesicht der aufgehenden Sonne oder im Winter vor einer Kerze. Die Aufnahme des Lichts soll die Lebensenergie vermehren.

Anschließend waschen Sie die Augen mit Rosenwasser: Tränken Sie einen Wattebausch mit kühlem Rosenwasser, fahren Sie damit über die geschlossenen Lider, und geben Sie einen Tropfen in jedes Auge. Reines Rosenwasser ist übrigens ein hervorragendes alkoholfreies Gesichtswasser.

Essenszeiten – geschlossene Küche

Das Frühstück fällt in die Kapha-Zeit zwischen 6 und 10 Uhr. Jetzt sind die Verdauungsorgane träge, eine optimale Verwertung der Nahrung findet nicht statt. Wer eine Kapha-Konstitution besitzt, ist besonders betroffen und läßt das Frühstück besser ausfallen. Ein warmes Getränk, keine Milch, eventuell etwas gedünstetes Obst ersetzen es. Möglich ist zwischen 10 und 11 Uhr eine Frühstückspause. Dann wird das Frühstück rasch in Energie umgesetzt.

Zwischen 10 und 14 Uhr ist Pitta erhöht. Jetzt läuft die Verdauung auf Hochtouren und eine größere Mahlzeit belastet nicht lange. Essen Sie mittags zwischen 12 und 14 Uhr die Hauptmahlzeit.

Nach dem Essen setzt um 14 Uhr die zweite Vata-Phase ein. Viele fühlen sich zunächst müde. Die Organe verdauen.

Machen Sie auf keinen Fall einen Mittagsschlaf. Planen Sie nach der Mittagspause eine interessante Arbeit ein, oder legen Sie eine anregende Besprechung in diese Phase. Das muntert auf. Auch ein kurzer Spaziergang regt den Kreislauf – und Vata – an, das vertreibt die Müdigkeit.

Verkneifen Sie sich Zwischenmahlzeiten – das Wort zeigt schon, daß sie überflüssig sind: Wer braucht eine Mahlzeit zwischen den Mahlzeiten? Die Verdauungsorgane sind mindestens drei bis fünf Stunden mit der Verarbeitung eines Essens beschäftigt. Unterbrechen Sie diesen Prozeß, indem Sie Nahrung nachschieben, stören Sie die begonnene Verdauung. Die Folgen sind Verdauungsstörungen, unaufgespaltene Nahrungsreste und Stoffwechselschlacken.

Abendliche Verabredungen zum Essen sollten Sie auf 18 Uhr legen. Andernfalls füllen Sie den Magen zu spät und leiden unter Verdauungsproblemen sowie Schlafstörungen. Essen Sie von Herbst bis Frühjahr nichts mehr nach 19 Uhr. Im Sommer kann das Abendessen bis 20 Uhr ausgedehnt werden.

Die tägliche Hygiene

Haut- und Haartyp ändern sich bei den meisten nicht. Lediglich im Alter wird die Haut trockener. Wasch- und Pflegeprodukte müssen daher nur selten gewechselt werden. Sie erhalten hier neben Hygieneratschlägen Rezepte seifenfreier Reinigungspulver für trockene, empfindliche oder fettige Haut und pflanzliche Haarshampoos. Sie lernen Zahnpulver und Mehle für Peelings kennen. Damit wird das Badezimmer chemiefrei. Die Naturprodukte sind Ihnen bereits aus der Küche vertraut.

Schleim abbauen

Räuspern Sie sich als erstes im Badezimmer zweimal, und spucken Sie den gelösten Schleim aus. Ama aus den oberen Atemwegen hat sich über Nacht im Rachen angesammelt. Einmal abgestoßen, belastet es den Körper nicht. So schnell ist ein Krankmacher beseitigt.

Mit Öl gurgeln

Das morgendliche Ölgurgeln zieht Bakterien aus der Mundschleimhaut und soll nach Charaka sogar den Kiefer stärken, die Stimme kräftigen und Heiserkeit vorbeugen. Öl baut das rauhe Vata im Rachen ab. Die Lippen werden weicher. Die Geschmacksnerven reagieren beim anschließenden Frühstück sensibler.

Nehmen Sie mindestens 1 EL kaltgepreßtes Sonnenblumen-, Distel- oder Sesamöl in den Mund, und gurgeln Sie mehrere Minuten. Beim Ausspucken nach 5–10 Minuten sollte das Öl eine weißliche Färbung angenommen haben. Wer den Ölgeschmack nicht erträgt, gurgelt mit einer Abkochung von Trifala: 1 TL Pulver wird in 100 ml Wasser auf die Hälfte der Flüssigkeit eingekocht.

Die Zunge abschaben

Säubern Sie jeden Morgen Ihre Zunge mit einem metallenen Zungenschaber oder der Zahnbürste: von hinten nach vorn. Das räumt Bakterien aus dem Mundraum, die sich auf der Zunge ansammeln, und beugt Mundgeruch vor. Schleimhaut- und Halserkrankungen nehmen ab, wenn Sie die Krankheitserreger täglich beseitigen. Besonders wichtig ist diese Vorbeugungsmaßnahme, wenn ein Familienmitglied an einer Infektionskrankheit leidet. Wer regelmäßig seine Zunge schabt, intensiviert die Geschmacksnerven und aktiviert den Speichelfluß.

Die Zähne pflegen

Stellen Sie sich Ihr eigenes Zahnpulver her. Sie benötigen keine chemische Paste. Setzen Sie auf Gewürze, Salze und Vitamine. Damit bleiben Zähne wie Zahnfleisch sauber und gesund.

2 TL Trifala-Pulver	*1/4 TL Ingwerpulver*
2 TL Gelbwurzpulver	*1 TL pulverisierte Niem-*
1/4 TL schwarzes Steinsalz	*baumblätter*

Mischen Sie die Pulver im Mörser. Sie halten sich monatelang und sind extrem sparsam im Verbrauch. Verreiben Sie 2–3 Prisen mit dem Zeigefinger gründlich auf Zähnen und Zahnfleisch. Dann nehmen Sie die angefeuchtete Zahnbürste, putzen sich wie gewohnt die Zähne und gurgeln kräftig mit lauwarmem Wasser. Keine Angst vor Gelbwurz – in Kombination mit Salz verfärbt das Gewürz die Zähne nicht.

Ein ebenso gesundes Zahnpulver besteht aus 5 TL Alaunpulver, 3 TL zerstoßenem schwarzem Pfeffer, 2 TL schwarzem Steinsalz, 1 TL Gelbwurz und 5 Tropfen Nelkenöl. Das Öl desinfiziert das Zahnfleisch und hilft allein verwendet bei Zahnfleischentzündungen oder Zahnschmerzen. Sie erhalten fertige ayurvedische Zahnpulver im Versand.

Nehmen Sie nach jedem Essen einen großen Schluck Wasser ohne Kohlensäure in den Mund, und pressen Sie das Wasser kräftig durch die Zahnlücken. So reinigen Sie die Zwischenräume von möglichen Essensresten, die sonst faulen könnten und Zähne wie Zahnfleisch angreifen. Wer mag, lutscht nach dem Essen an einer Nelke: Sie beugt Zahnfleischentzündungen vor, reinigt mit ihrem ätherischen Öl den Mundraum und beseitigt Mundgeruch. Der Geschmack ist angenehmer, wenn Sie die Nelke zuvor in Honig tauchen.

Waschen ohne Seife

Verabschieden Sie sich von Seifen und Duschgels. Sie erhöhen Vata und trocknen die Haut aus. Verwenden Sie feines Gersten-, Kichererbsen- oder Mungbohnenmehl, auch pulverisierten, weißen Ton: 1 EL Mehl oder Ton wird bei unkomplizierter Haut mit Wasser, Milch oder 1 EL Aloe vera Gel plus Wasser zu einem dünnflüssigen Brei angerührt. Reiben Sie die Flüssigkeit auf die angefeuchtete Haut, und spülen Sie sie warm ab.

- Bei trockener Haut verrühren Sie für den ganzen Körper 2 EL Aloe vera Gel, 1 gehäuften TL Kichererbsenmehl und 1 TL pulverisierte Süßholzwurzeln oder 1 EL zermahlene Kamillenblüten. Die Mischung wird mit lauwarmem Wasser bzw. Kamillentee verdünnt und in die Haut massiert. Anschließend duschen Sie warm.
- Unreine oder fettige Haut reinigen Sie effektiv mit einer Kombination aus Yoghurt und Zitronensaft. Sie verrühren 1 Becher Yoghurt mit dem Saft 1/2 Zitrone und 2 EL Wasser. – Eine Alternative ist die Mischung aus 1 TL Amla-Pulver, 1 TL weißem Sandelholzpulver und 1 Becher Yoghurt. Die Mengen reichen für den ganzen Körper. Yoghurtwaschungen haben sich auch bei Hautproblemen in der Pubertät bewährt.
- Empfindliche, leicht entzündete oder gerötete Haut reinigen Sie mit 2 EL Aloe vera Gel, in das Sie 1/2 TL Gelbwurzpulver rühren. Das Gewürz hemmt Entzündungen, wirkt antiseptisch und gilt nach Ayurveda als *das* Hautmittel. Keine

Angst: Gelbwurz verfärbt die Haut nicht. Die Mischung ist ideal bei Sonnenbrand.

- Für reifere Haut verwendet man 2 EL Aloe vera Gel mit 2 EL Milch verrührt. Die Flüssigkeit wird auf dem ganzen Körper dünn verstrichen und warm abgeduscht. Sie können auch 1 EL pulverisiertes Ashvagandha mit 1 EL Jojobaöl oder 2 EL Milch anrühren.

Das sanfte Hautpeeling

Befreien Sie die Haut einmal pro Monat, bei sehr rauher Haut alle 14 Tage von verhornten Zellschuppen. Sie verstopfen die Talgdrüsen. Dazu verrühren Sie bei normaler Haut 2 EL Kichererbsen- oder Mungbohnenmehl mit 1–2 TL Mais-, Sonnenblumen- oder Distelöl. Reiben Sie die Mischung mit der ganzen Handfläche über die Haut. Sie fühlt sich anschließend weicher an und ist gut geölt, ohne fettig zu wirken. Sie können das Mehl auch mit Kamillen- oder Fencheltee verrühren. Dann braucht die Haut hinterher Aloe vera Gel oder ein Öl.

- Haben Sie trockene Haut, mischen Sie 1 TL Ashvagandha oder pulverisierten Zimt unter das Mehl. Beides erhitzt das kühle Vata und baut es ab. Ashvagandha ist eine ayurvedische Heilpflanze, die als Stärkungsmittel und Hauttonikum eingesetzt wird.
- Ist die Haut fettig, verrühren Sie 1 TL kleingeschnittene und getrocknete Rosmarinblätter mit dem Mehl.
- Bei unreiner Haut nehmen Sie als Zusatz 1 TL weißes Sandelholzpulver bzw. Gelbwurz. Sandelholz kühlt die Haut und baut Pitta ab, Gelbwurz schützt vor möglichen Entzündungen. Unreine Haut, Pickel, Rötungen und Entzündungen sind mit erhöhtem Pitta verbunden.

Feuchte Umschläge für die reife Haut

Je älter Sie werden, um so wichtiger ist die Hautpflege. Das Gesicht spiegelt Ihr Leben wider. Kochen Sie einmal wöchentlich einen Sud aus 1 gehäuften EL Süßholzwurzeln, 2 EL getrockneten Minzeblättern oder 1 TL Anissamen, 1 TL getrockneten Orangenschalen und 1/2 l Wasser 15 Minuten. Tränken Sie zwei kleine Handtücher oder Waschlappen damit, und drücken Sie den feuchten Stoff so lange auf Wangen, Nase und Stirn, bis er abkühlt. Diese Umschläge trocknen die Haut nicht aus, sondern befeuchten und glätten. Anschließend ölen Sie das Gesicht mit Jojoba- oder Avocadoöl ein.

Begegnen Sie Falten mit der Kraft der Natur. Dazu trocknen Sie im Herbst einige nicht gespritzte Rosenblütenblätter. Sie werden im Mörser pulverisiert und trocken aufbewahrt. Verrühren Sie für eine Gesichtsmaske 1 TL Rosenblattpulver und 1 TL pulverisiertes weißes Sandelholz mit 2 EL flüssiger Sahne. Die Masse wird behutsam in die Haut einmassiert und nach 20–30 Minuten abgewaschen. Sie erhalten getrocknete, unbehandelte Rosenblätter auch in Kräutergeschäften.

Massieren Sie sich selbst

Massagen verbessern die Durchblutung und aktivieren die Schlackenausscheidung über die Haut. Öl baut das rauhe Vata ab, macht die Haut weicher und beruhigt. Regelmäßig angewandt verzögern Ganzkörpermassagen den Alterungsprozeß.

Massieren Sie sich ein- bis zweimal wöchentlich 15–20 Minuten morgens oder abends. Verwenden Sie bei erhöhtem Vata 2–4 EL wärmendes Sesam- oder Mandelöl, bei viel Kapha 1–2 EL Senföl oder trockenes Mungbohnen- bzw. Kichererbsenmehl und bei zuviel Pitta 2 EL kühlendes Kokosöl.

Kokosöl muß erwärmt werden, weil es bei Zimmertemperatur fest bleibt. Verwenden Sie es nicht zu heiß. Eine Alternative sind fertige bzw. selbst hergestellte Öle (Seite 85, 127, 168) mit Kräuterabkochungen, die auf ein Dosha abgestimmt sind.

- Sie beginnen stehend mit allen zehn Fingerspitzen auf dem Scheitel und massieren den Kopf langsam bis hinunter zu den Ohren. Sie werden gründlich außen und soweit möglich auch innen massiert. Die Ohrenmassage beugt Ohrenschmerzen und Hörproblemen vor.
- Das Gesicht massieren Sie synchron auf beiden Seiten mit kreisenden Bewegungen der drei mittleren Finger. Den Nakken streichen Sie mit den ganzen Fingern sanft hinunter, von außen zur Wirbelsäule und zurück. Der vordere Hals wird von oben nach unten mit flachen Händen ausgestrichen.
- Die Arme streichen Sie mit flacher Hand von den Fingern zur Schulter. Brust und Schultern werden wie der untere Rücken von der Körpermitte nach außen ausgestrichen. Streichen Sie auch hier mit beiden Händen fest über die Haut. Fingerspitzen und Handballen üben einen sanften Druck aus.
- Die Beine werden von den Füßen nach oben bis zu den Lenden massiert. In dieser Richtung aktivieren Sie die Venen zum Zurückpumpen des Bluts. So regen Sie den Kreislauf an. Bücken Sie sich bei dieser Massage, fahren Sie fest mit Ihren Handballen über die Haut. Kneten Sie die Muskelstränge nicht.

Nach der Massage sollten Sie 30 Minuten lang ruhen. Überschüssiges Öl saugt ein trockenes Handtuch auf. Erst 1–2 Stunden nach der Massage reiben Sie sich mit Kichererbsenmehl ein und duschen. So erhält die Haut Zeit, das wertvolle Öl aufzusaugen.

Haarwäsche und Haarpflege

Verwenden Sie bei der Haarwäsche pflanzliche Pulver: Mung-
bohnen- und Kichererbsenmehl oder pulverisierte Amla-
Früchte eignen sich dafür. Sie verrühren 2 TL in einer Tasse
Wasser, massieren den dünnflüssigen Brei in die Haare ein,
lassen ihn 3 Minuten einwirken und spülen ihn aus.

• Fettige Haare waschen Sie mit einer Paste aus 1 gehäuften
 TL Kichererbsenmehl und 1 TL pulverisiertem Lehm plus
 1 EL getrockneten und zerstoßenen Minzeblättern. Sie rühren das Pulver mit Milch glatt, verreiben es im Haar und
 lassen es 15 Minuten einwirken. Die Zeit reicht gerade für
 ein entspannendes Bad. Auf jede Haarwäsche folgt eine Brennesselspülung: Sie überbrühen 5 EL getrocknete
 Brennesselblätter mit 1 l kochendem Wasser, lassen sie
 15 Minuten ziehen, filtern sie dann ab und spülen das Haar
 lauwarm. Brennesseln normalisieren die Produktion der
 Talgdrüsen.
• Bei trockenen Haaren brauchen Sie natürliche Fette: Zermahlen Sie 2 EL Mohnsamen mit etwas warmer Milch im
 Mörser. Wichtig ist das Aufspalten des Mohns. Dann gießen Sie die Masse in eine Tasse erwärmte Milch und massieren die Flüssigkeit in die Haare ein. Achten Sie darauf,
 daß die gesamte Kopfhaut mit der Masse bedeckt ist. Die
 Mohnmilch wirkt 20–30 Minuten ein und wird dann
 gründlich ausgewaschen. Hilfreich sind zweimal wöchentlich Spülungen mit einer Kamillenabkochung: Übergießen
 Sie 5 EL Kamillenblüten mit 1 l heißem Wasser, lassen Sie
 sie 15 Minuten ziehen, seihen Sie ab, und spülen Sie das
 Haar lauwarm. Kamille pflegt und schenkt Glanz.
• Schuppen beseitigen feuchtigkeitsspendende Ölpackungen:
 2–3 EL Aloe vera Gel werden mit 1 EL Oliven- oder Sesamöl verrührt und in die Kopfhaut massiert. Die Packung

bleibt mindestens 1 Stunde in den Haaren und wird dann ausgewaschen. Die Wirkung ist intensiver, wenn Sie eine Plastikfolie und ein Handtuch um die Haare schlingen. Eine Spülung mit Süßholzwasser hilft zusätzlich bei Schuppen. Sie kochen 1 gehäuften EL geschnittenes Süßholz in 300 ml Wasser auf 1/4 der Flüssigkeit ein, seihen ab und gießen den lauwarmen Absud über den Kopf. Die Spülung zieht 5–10 Minuten ein.

- Henna heilt angegriffenes Haar und Spliß. Das Pulver aus den jungen Hennablättern pflegt garantiert farblos. Verwenden Sie Henna laut Packungsanweisung.

- Eine wöchentliche Kopfmassage mit pflanzlichem Öl beugt Haarausfall und vorzeitigem Ergrauen vor. Sie kräftigt die Haarwurzeln. Abends fördert die Massage als angenehme Begleiterscheinung den Schlaf. Massieren Sie 1 EL Öl eine Stunde vor der Haarwäsche in die Kopfhaut. Oder massieren Sie sich abends, und waschen Sie die Haare am nächsten Morgen. Bei einer Vata-Kondition verwenden Sie Sesam- oder Jojobaöl, bei erhöhtem Kapha Sonnenblumen- bzw. Distelöl, bei dominantem Pitta flüssiges Kokosöl oder Ghee.

Die Nasenschleimhaut ölen

Geben Sie 1 Tropfen Öl in jedes Nasenloch, bevor Sie das Haus morgens verlassen und noch einmal abends vor dem Zubettgehen. Es befreit die Nase – gut eingesaugt auch die Nebenhöhlen – von Schleim. Anschließend atmen Sie freier durch die Nase. Nachts kann das vor Schnarchen bewahren. Das Öl schützt die empfindliche Schleimhaut vor Schmutz und Krankheitserregern. Besonders bewährt hat sich der Tropfen Öl bei Heuschnupfenpatienten im Frühjahr. Verwenden Sie Sonnenblumen- oder Distelöl, an windigen und kalten Tagen Sesamöl.

Schlaf und Regeneration

Schlaf regeneriert und baut den Körper wieder auf. Er garantiert eine Erholungsphase. Schlaflosigkeit fördert Müdigkeit, Konzentrationsstörungen und Schwäche. Die Leistungskraft sinkt. Verantwortlich für den Schlaf ist Kapha. Schläft jemand zu lang, ist Kapha erhöht oder das negative Tamas regiert den Organismus. Das können Sie durch Aktivität und viel Bewegung ändern. Frühjahrsmüdigkeit ist ein typisches Kapha-Symptom. Wer zuwenig schläft, besitzt zuviel Vata – den Gegenspieler von Kapha. Jetzt hilft Ruhe.

Babys und Kleinkinder brauchen den meisten Schlaf. Ältere Menschen kommen meist mit sechs oder weniger Stunden aus. Viele klagen über Einschlaf- bzw. Durchschlafprobleme. Diese Phänomene lassen sich mit den Doshas erklären: In der ersten Lebensphase regiert Kapha. Es macht müde. Den letzten Lebensabschnitt beherrscht Vata, das Dosha hält wach. Es ist durchaus gesund, in unterschiedlichen Lebensaltern unterschiedliche Schlafbedürfnisse zu entwickeln.

Früher Schlaf ist erholsam

Ayurveda empfiehlt, sich noch während der Kapha-Zeit am Abend, also vor 22 Uhr, schlafen zu legen. Kapha beruhigt, macht den Körper schwerer und schenkt erholsamen Schlaf.

Schulmediziner erklären den positiven Effekt des frühen Schlafs folgendermaßen: Die Körpertemperatur nimmt im Laufe des Abends ab. Der Organismus stellt sich auf eine Ruhe- und Regenerationsphase ein, in der er weniger Energie benötigt. Geht man zwischen 22 und 23.30 Uhr nicht schlafen, muß der Körper unnatürlich warm bleiben. Die minimale Temperaturveränderung wird nicht wahrgenommen.

Am frühen Morgen beginnt noch vor dem Erwachen eine verstärkte Durchblutung der inneren Organe. Damit setzt ihre Aktivität wieder ein. Jetzt werden auch die Verdauungsorgane aktiv. Das Herz schlägt kräftiger. Wer diesen natürlichen Ablauf durch spätes Zubettgehen und langes Schlafen am Morgen unterbricht, irritiert seinen Organismus und lebt ungesund.

Sicher können beruflich Engagierte und Eltern von Kleinkindern nicht jeden Tag zwischen 22 und 23 Uhr im Bett liegen, aber versuchen Sie es wenigstens dreimal pro Woche. Sie werden merken, Sie fühlen sich bei gleicher Anzahl der Schlafstunden ausgeruhter und sind leistungsfähiger.

Tagesschlaf erhöht Kapha und ist nur in Ausnahmen erlaubt: Kleine Kinder, Kranke und Schwache oder Senioren dürfen ein Mittagsschläfchen einlegen. Nach körperlicher Anstrengung, nach sexueller Aktivität und bei psychischen Belastungen ist das Ruhen ebenfalls hilfreich, um neue Kräfte zu sammeln. Schlafen Sie tagsüber bitte nie in den feuchten Übergangsmonaten, bei individuell erhöhtem Kapha, bei Übergewicht oder einer typischen Kapha-Störung: permanente Müdigkeit und Konzentrationsstörungen, Antriebsschwäche, Lethargie oder depressive Stimmungen. Der Schlaf könnte die Probleme verstärken.

Schlafstörungen und Schlafhilfen

Wer nicht einschlafen kann oder nachts wiederholt wach liegt, probiert abends Ganzkörper- bzw. Kopfmassagen (Seite 119, 162) mit wenig erwärmtem Sesamöl. Vielleicht reicht es schon, den Körper mit angewärmten Händen fest auszustreichen. Zusätzlich beruhigen warme Bäder, süße Düfte und meditative Musik.

Essen Sie bei Schlafstörungen die letzte Mahlzeit drei Stunden vor dem Zubettgehen, geeignet ist eine vegetarische Bouillon mit Gemüseeinlage oder wenig gekochtes Gemüse. Eine Stunde vor dem Schlafen hilft ein Glas warme Milch, eventuell mit frisch geriebenem Ingwer bzw. Honig. Alles Süße und Nahrhafte fördert den Schlaf. Regelmäßige Schlafenszeit, ein komfortables Bett und eine angenehme Umgebung tun ein übriges.

Fallen die Schlafstörungen in Herbst, Winter oder Frühjahr, können Sie über mehrere Wochen Ashvagandha, ein ayurvedisches Stärkungs- und Schlafmittel nehmen. Es senkt Vata. Die übliche Dosis ist 1 Tablette mittags und abends vor dem Essen.

Wie die hiesige Naturheilkunde so empfiehlt auch Ayurveda Baldrian als Schlafhilfe. Sie erhalten Tee, Tropfen oder Tabletten in Reformhäusern und Apotheken. Weitere Empfehlungen aus der ayurvedischen Tradition wie Cannabis sativa oder Papaver somniferum – besser bekannt als Haschisch bzw. Marihuana und Opium – sind hierzulande verboten.

Ayurvedischer Tagesrhythmus im Spiegel der Chronobiologie

Chronobiologen und Schulmediziner haben in wissenschaftlichen Tests nachgewiesen, daß der Organismus einem festgelegten Rhythmus folgt. Diesen Biorhythmus berücksichtigen immer mehr Ärzte bei der Therapie und Medikamentengabe. Interessant ist ein Vergleich mit ayurvedischen Dosha-Zeiten und ihren Bedeutungen. Beide Medizinsysteme gehen von etwa gleichen Rhythmen aus, geben jedoch unterschiedliche Erklärungen für sie.

- Gegen 2 Uhr nachts werden die Nebennierenrinden aktiv. In den nächsten Stunden steigt der Hormonspiegel im Blut. Bis 2 Uhr ist Pitta-Zeit. Pitta regelt den Hormonhaushalt. Vata beherrrscht die Phase von 2 bis 6 Uhr. Das Dosha aktiviert alle Bewegungen und lenkt die Versorgung innerhalb des Körpers. Bei Gebärenden beginnen die Wehen überdurchschnittlich häufig zwischen 24 und 6 Uhr früh: Vata leitet als Dosha der Bewegung die Geburt ein. Es sorgt auch für die Blasen- und Darmentleerung in den Morgenstunden kurz nach dem Aufstehen. Nachts fällt die Körpertemperatur auf ihren niedrigsten Stand. Eine Eigenschaft von Vata ist Kälte.

- Ab 6 Uhr morgens beginnt die Kapha-Phase: Der Körper bereitet sich auf Leistung vor. Die Herzfrequenz nimmt zu, der Blutdruck steigt. Kapha schenkt Ausdauer und Kraft.

- Gegen 10 Uhr vormittags befinden sich intellektuelle Leistung und Gedächtnis auf ihrem Höhepunkt. Pitta setzt sich ab 10 Uhr im Tagesrhythmus durch und stärkt mit seiner Energie das Gehirn. Nach dem Mittagessen schaltet der Organismus auf Verdauung. Pitta aktiviert sie bis 14 Uhr.

- Um 14 Uhr übernimmt Vata wieder die Regie. Jetzt fehlt Energie. Nach dem Mittagessen fühlen sich viele müde. Die Leistungskraft steigt zwar am späteren Nachmittag noch einmal, kann aber ihr Hoch vom Vormittag nicht mehr erreichen. Auch der Verdauungstrakt wird am späten Nachmittag noch einmal aktiv. Das Dosha der Bewegung fördert den Gang des Nahrungsbreis vom Magen durch den Darm. Wer bis 18 Uhr ißt, verkraftet selbst eine größere Mahlzeit besser. Später setzt das Essen eher an.

- Gegen 18 Uhr erhöht sich Kapha zum zweiten Mal. Der

Körper schaltet auf Ruhe. Ab jetzt sinkt die Temperatur. Auch Blutdruck und Puls nehmen ab. Die Verdauungsorgane ruhen. Was jetzt noch im Darm liegt, bleibt dort bis zur morgendlichen Vata-Phase.

- Schlafforscher haben herausgefunden, daß der Schlaf in der ersten Hälfte der Nacht ruhiger verläuft, tiefer und erholsamer ist. Hier wirkt sich Kapha noch aus. Erst im zweiten Teil der Nacht träumt der Mensch. Diese »Verdauung« der Tageserlebnisse wird durch Pitta gesteuert.

Leben nach den Jahreszeiten

Die ayurvedischen Richtlinien für ein gesundes Leben in den Jahreszeiten sind in diesem Buch für das mitteleuropäische Klima umgesetzt. Diese regionale Anpassung wird von indischen Spezialisten gefordert.

- Empfehlungen für die Vata-Zeit gelten im Winter sowie in allen kühlen, aber trockenen Phasen. In den Tropen steigt Vata in der Trockenzeit nach dem Monsun. Jetzt ist das von sich aus kalte, rauhe Vata erhöht und sollte im Körper reduziert werden.
- Alle Tips zum Kapha-Klima wenden Sie in regnerischen bzw. schwülen Monaten und bei erhöhter Luftfeuchtigkeit an. Sie gelten hauptsächlich im feuchten Frühling und Herbst, aber auch in regenreichen Wintern oder Sommern sowie in der tropischen Regenzeit.
- Die Ratschläge für die Pitta-Phase betreffen den Sommer, plötzliche Wärmeeinbrüche und die tropische Hitzeperiode vor dem Monsun.

Trockene Kälte – Winter – Vata

Kaltes, trockenes Klima erhöht Vata, das aus Äther und Luft gebildete Dosha. Im stürmischen Herbst, später in trockenem Schnee und Eis schnellt Vata in die Höhe. Es prägt den gesamten Winter, wenn Kapha nicht für Regen und Schneematsch sorgt. Erleben wir im Sommer plötzliche Kälteeinbrüche mit niedriger Luftfeuchtigkeit, herrscht kurzfristig Vata.

Die Kälte trocknet den Boden aus. Die Haut wird rauher und benötigt verstärkt Feuchtigkeit. Die schwer niederprasselnden Regentropfen der Kapha-Monate verwandeln sich in weiße Flocken, die anmutig in der Luft tanzen. Ursache ist die energetische Übermacht des leichten Luftelements in der Natur. Es steckt in Vata und seiner Jahreszeit: dem Winter.

Pflege und Schönheit bei erhöhtem Vata

Ayurveda ist in acht medizinische Disziplinen unterteilt: Innere Medizin, Hals-, Nasen- und Ohrenheilkunde, Chirurgie, Gynäkologie und Kinderheilkunde, Toxikologie, Psychiatrie, Sexualmedizin sowie Geriatrie. Die Dermatologie befindet sich nicht darunter. Dennoch enthält jede der alten Ayurveda-Schriften Rezepte für Kräuteröle, Pasten und Pulver zur Hautpflege. Im Winter sind aufbauende Pflege, nährende Öle und feuchtigkeitsspendende Produkte wichtig. Wärme tut der Haut jetzt gut.

Warm baden, kalt duschen

Zweimal wöchentlich beginnt der Tag im Winter mit einem warmen, aber nicht zu heißen Bad: 10 Minuten bei 36 °C sind optimal. Legen Sie dabei ein kaltes Tuch auf die Stirn. Die Wirkung ist erfrischend. Den Rest der Woche duschen Sie ausgiebig warm. Der Körper benötigt in der kalten Jahreszeit vermehrt Hitze. Duschen Sie danach kurz mit einem kalten Strahl. Er kühlt äußerlich ab, zwingt den Organismus aber, selbst verstärkt für Wärme zu sorgen: Die Blutzirkulation wird angeregt. Das optimiert die Durchblutung und die Versorgung der Haut. Und Sie werden munter!

Bäder mit Milch oder Sahne überziehen die Haut mit einem natürlichen Fettfilm. Rauhe Ellenbogen, Knie und Unterschenkel fühlen sich weicher an. 200 g süße Sahne bzw. 1 l Milch reicht für ein Vollbad.

Die Haut ölen

Trockene Kälte senkt die Produktion der Talgdrüsen. Die Folge ist eine verminderte Einfettung der Haut. Sie wird trocken und rissig. Besonders betroffen sind die Lippen und die Augenpartie. Fett- und feuchtigkeitsreiche Cremes bzw. Öle helfen. Sie benötigen in den kalten Monaten kein Gesichtswasser. Es würde die Haut weiter austrocknen.

- Gewöhnen Sie sich das tägliche Einölen an. Verwenden Sie nährendes Mandel- oder Sesamöl. Sie benötigen nur wenig davon. Ölen Sie den gesamten Körper von der Stirn bis zu den Füßen ein. Die Gelenke massieren Sie kreisend. Lassen Sie das Öl 20 Minuten einziehen. Die Zeit reicht, um in Ruhe die morgendliche Toilette zu beenden. Dann wird warm ohne Seife geduscht. Schmutz und Schweiß spülen Sie mit dem Öl fort. Sie können als Seifenersatz auch 1 EL Mungbohnenmehl auf der angefeuchteten Haut verreiben. Eine Bodylotion erübrigt sich.

- Ölen Sie während der kalten Monate zweimal wöchentlich die Ohren gut ein. 1 EL Sesamöl wird dafür im Wasserbad auf etwa 38 °C erhitzt und mit den Fingerkuppen langsam in die Ohren massiert. Das Öl verhindert eine Austrocknung und Vata-Ansammlung im Ohrraum – die Ursache von Verknöcherungen im Innenohr und Hörproblemen.

- Streichen Sie täglich Honig auf die spröden Lippen, und lassen Sie ihn einziehen, statt ihn abzulecken.

Vata-Öle selbst herstellen

Bereiten Sie Ihr eigenes Winteröl zu. 1 EL getrocknete Basilikumblätter, 1 TL Fenchelsamen oder 5 Kapseln grüner Kardamom werden in 150 ml Wasser auf 1/4 der Flüssigkeit eingekocht und gefiltert. Lassen Sie das Wasser dann auf kleiner Flamme mit 1/2 l Sesam- oder Mandelöl so lange kochen, bis es vollständig verdunstet ist und das Öl die Pflanzenessenz enthält. Die Flüssigkeit muß grün-bräunlich aussehen. Solange sich noch Wasser im Topf befindet, setzt sich das Öl darüber ab. Eine zeitsparende Alternative ist Mandelöl mit ätherischem Basilikumöl: 3 Tropfen auf 1 EL.

Ein beruhigendes Blütenöl bereiten Sie aus einer Lavendelabkochung mit Jojobaöl: Kochen Sie 2 EL getrocknete Lavendelblüten in 150 ml Wasser auf 1/4 der Menge ein, filtern Sie die Flüssigkeit, und gießen Sie 1/2 l Öl zu. Die Mischung solange köcheln lassen, bis das Wasser verdampft ist. Diese Ölmischungen sind mindestens 1/2 Jahr haltbar. Wer eine trockene Haut hat, benutzt sie ganzjährig.

Nährendes Fett plus Feuchtigkeit

Nutzen Sie Aloe vera als natürlichen Feuchtigkeitsspender, und reichern Sie das Gel mit Avocado-, Jojoba- oder Mandelöl an. 1 EL Aloe Gel mit 1 EL Öl verrührt reicht für den ganzen Körper. Lassen Sie die Produkte in ihren Tuben oder Flaschen, und rühren Sie sie stets frisch an. So siedeln sich keine Bakterien an. Die Mischung ist ein Ersatz für kostspielige Nachtcremes.

Um die Gesichtshaut zu glätten und Falten vorzubeugen, verwenden Sie Olivenöl. Massieren Sie 1–2 TL mit kreisenden Bewegungen ein. Konzentrieren Sie sich dabei besonders auf die dünne Haut um die Augen. Sie ist sehr empfindlich. Vergessen Sie Hals, Dekolleté und Ohren nicht. Ist das Öl nach 20–30 Minuten eingezogen, verteilen Sie Aloe vera Gel auf der Haut. Nicht eingezogene Reste wischen Sie nach 1 Stunde mit Kosmetiktüchern ab. Einmal wöchentlich beugt die Behandlung Austrocknung und Falten vor.

Befeuchtende Maske für ausgetrocknete Haut

Rühren Sie 3 EL weißen Ton, 1 EL flüssigen Honig und 1 EL Aloe vera Gel zusammen, geben Sie wenige Tropfen Mandelöl dazu, und streichen Sie die Paste messerrückendick auf Gesicht und Dekolleté. Bleibt ein Rest übrig, können Sie damit die Handrücken verwöhnen. Sollte die Maske zu dick zum Aufstreichen sein, verdünnen Sie sie mit etwas Rosenwasser. Lassen Sie die Maske antrocknen und waschen Sie sie dann warm ab. Von November bis März gönnen Sie sich einmal wöchentlich diese natürliche Feuchtigkeitsspende.

Warm und feucht

Stärken Sie bei trockener Kälte die Atemwege mit einer Inhalation. Sie beugt Erkältungen vor. Beruhigend wirkt Lavendel- oder Kamillensud. Auch Lindenblüten, Rosenblütenblätter oder Schafgarbe eignen sich. Kochen Sie 5 EL getrocknete Blüten in 2 l Wasser 15 Minuten lang, und beugen Sie sich sitzend 10 Minuten über die dampfende Flüssigkeit. Ein Handtuch über dem Kopf verhindert, daß der angenehm riechende Dampf entweicht. Atmen Sie ihn durch den Mund ein. Eine zeitsparende Alternative: 5 Tropfen ätherisches Rosen- oder Orangenöl in 2 l heißem Wasser.

Besuchen Sie in trockenen, kalten Monaten regelmäßig ein Dampfbad, eine Biosauna mit 50 Prozent Luftfeuchtigkeit und etwa 50 °C Hitze oder eine finnische Sauna, in der Aufgüsse üblich sind. Setzen Sie sich jedoch nicht der trockenen Saunahitze aus.

Fühlen Sie sich nach einem Winterspaziergang durchgefroren, hilft eine Wärmflasche mit einem feuchten Handtuch umwickelt auf dem Bauch, im Rücken oder an den Füßen. Greifen Sie nicht zu einem Heizkissen. Die trockene Wärme ist für das von Natur aus trockene Vata ungünstig.

Wohlgenährt durch den Winter

Warme, saftige und auch deftige Speisen gleichen Vata aus. Die Gerichte sollen an kühlen Tagen nähren und aufbauen. Wer jetzt wenig, kalt und fettarm ißt, erhöht Vata auf ein ungesundes Maß. Der Winter ist keine Zeit zum Abnehmen. Ein monatlicher Fastentag ist das Maximum bei Gewichtsproblemen.

Futtern Sie sich ruhig ein kleines Polster an. Aber übertreiben Sie nicht – Übergewicht birgt Gesundheitsrisiken. Wer von sich aus zu viel Kapha neigt, ernährt sich in den Wintermonaten gut, aber nicht üppig, spart Fett in der Küche und würzt scharf.

Verdauung und Stoffwechsel

Die äußere Kälte heizt indirekt das Verdauungsfeuer an. Die niedrigen Temperaturen aktivieren den Körper wie eine kalte Dusche oder eine Eispackung zu einer guten Durchblutung. Die Folge ist neben dem Wärmegefühl eine ausgezeichnete Verdauung. Reichlich Agni ist vorhanden. Bereits Charaka wußte, daß der Stoffwechsel im Winter sehr gut funktioniert. Jetzt verträgt man alles. Charaka empfiehlt Fleischbouillon, fettes Geflügel, Wein und Honig, regelmäßig Ghee oder Öl, häufig Reisgerichte, Kuhmilch und als Getränk viel heißes Wasser. Die Gefahr der fetteren Nahrung hat aber auch er erkannt: Kapha steigt und die Fettzellen wachsen. Doch mit seiner gleichzeitigen Empfehlung des häufigeren Beischlafs in kalten Monaten bleiben Sie fit. Erhält der Körper nicht ausreichend Nahrung, steigt Vata im Winter überdimensional. Kälteempfinden, Auszehrung und Kräfteverlust folgen.

Süß, sauer und salzig

Essen Sie in den Wintermonaten reichlich, vor allem Süßes und appetitanregend Saures. Weißer Zucker und Schokolade, industriell gefertigte Süßigkeiten oder Kuchen sind allerdings zu meiden. Süßen Sie mit braunem Rohrzucker, Fruchtzucker, braunem Kandis, Honig, Ahornsirup und eingedicktem Apfel- oder Birnensaft.

Würzen Sie nicht zu scharf, sondern süßlich: z. B. mit Fenchelsamen, Muskat, Kardamom, Safran, Vanille und Zimt. Auch Salz ist erlaubt. Bevorzugen Sie Meer- oder Steinsalz. Sie sind reich an Mineralien. Nehmen Sie aber bitte nicht mehr als maximal fünf Gramm pro Tag und Person. Salziges bindet Flüssigkeit im Körper und facht den Appetit an. Das ist bei austrocknendem und Körpermasse abbauendem Vata notwendig.

Wintergemüse

Die wichtigste Lebensmittelgruppe stellen das gesamte Jahr über die Gemüse. Beschränken Sie sich im Winter auf die süßlichen Sorten. Nehmen Sie von den jetzt vielerorts beliebten Kohlsorten nur den leichten Chinakohl und Brokkoli. Weißkohl und Wirsing erhöhen Vata, die Folgen sind Luftansammlungen im Darm und Blähungen. Garen Sie Karotten, Schwarzwurzeln, rote Linsen oder Mungbohnen, rote Bete, Kürbis, Zwiebeln, Zucchini, grüne Bohnen, viel Tomaten, aber wenig Gurken. Ihr bitterer Geschmack bekommt dem Körper besser in der wärmeren Jahreszeit. Das gilt auch für alle grünen Blattgemüse. Ein ideales Gemüse sind Okras, da sie beim Kochen eine schleimige Substanz entwickeln, die das trockene Vata senkt. Kartoffeln bzw. Süßkartoffeln sind in Maßen erlaubt. Kochen Sie Gemüse stets mit Sauce, oder bereiten Sie Suppen.

Getreide und Brot

Getreidegerichte kochen Sie aus Weizen, gelegentlich auch aus Hafer, Buchweizen, Hirse oder Gerste. Greifen Sie zu Hartweizennudeln. Reisportionen runden das Angebot ab. Essen Sie frisches, noch warmes Brot, seine Feuchtigkeit baut Vata ab. Konsumieren Sie wenig trockenes Brot, gar keine Roggenprodukte. Roggen erhöht Vata. Verzichten Sie auch auf Zwieback und Knäckebrot. Beide saugen die Feuchtigkeit im Körper auf. Sie wird aber gerade im Winter gebraucht.

Milchprodukte

Milch, Butter, Ghee und süße Sahne sind als süßlich eingestuft, alle übrigen Milchprodukte als sauer. Beide Geschmacksrichtungen helfen erhöhtes Vata zu reduzieren, sind also im Winter reichlich erlaubt. Sie sollten Milchprodukte und Käse allerdings bitte nur morgens und mittags genießen. Abends wird tierisches Eiweiß schlechter verdaut. Eine Ausnahme ist das Glas warme Milch vor dem Zubettgehen bei Schlafstörungen.

Frische Winterfrüchte

Im Winter steht Ihnen das ganze Angebot an Obst zur Verfügung. Doch sind die Exoten und alle von weither gelieferten Sorten nicht mehr sattvisch: Sie wurden unreif gepflückt und lagern lange. Greifen Sie bei süßen und säuerlichen Früchten zu. Winteräpfel sind ideal. Lediglich bittere Sorten wie Grapefruits sind ungünstig. Trockenfrüchte erhöhen Vata. Wollen Sie nicht darauf verzichten, weichen Sie sie in warmem Wasser zwei Stunden ein.

Fleisch und Fisch

Wer eine Schwäche für Enten oder Gänse hat, brät sie, solange die Temperaturen unter Null liegen. Bekömmlicher sind magere Fleischsorten wie Hühner und Truthähne, Kalb, Rind, junges Lamm, Kaninchen oder Wild. Auch alle Fischsorten und Meeresfrüchte können im Winter ohne Reue genossen werden. Fisch aus Seen, Zuchtteichen und Meeren sowie Meeresfrüchte gelten als süßlich bzw. salzig – je nach Herkunft – und können die kalten Monate hindurch zweimal wöchentlich aufgetischt werden. Greifen Sie als Alternative immer wieder zu Tofu.

Wer ethisch korrekt, d. h. sattvisch leben will, muß auf Fleisch und Fisch verzichten. Tierzucht für die Lebensmittelindustrie, Massentierhaltung und Schlachtung sind mit diesem Lebensanspruch nicht zu vereinbaren. Auch Gebratenes und Fritiertes ist nicht sattvisch.

Das Frühstück von November bis März

Beginnen Sie den Tag mit einem warmen Müsli: Verwenden Sie dafür Birnen, Pflaumen, frische Datteln oder Feigen, Nüsse und Mandeln sowie viel warme Vollmilch oder süße Sahne. Bei den trockenen Hafer-, Dinkel- oder Weizenflocken ist Flüssigkeit wichtig. Ein festes Müsli würde Vata erhöhen. Süßen Sie mit Honig.

Auch andere Milchprodukte wie Yoghurt, Quark, Frischkäse, Kefir oder Buttermilch können Sie morgens unbeschadet genießen. Essen Sie Yoghurt zusammen mit etwas Honig, braunem Rohrzucker oder gezuckerten Früchten. Die Inder bevorzugen Amla-Früchte in Sirup, die reich an Vitamin C sind.

Eine Alternative bietet gedünstetes, warmes Obst mit säuerlichem oder süßem Geschmack: z. B. Pflaumen oder die letzten Beeren im Herbst, später Äpfel oder Birnen und selbst Eingemachtes. Bereiten Sie sich dazu einen Gerstenbrei oder Weizenpfannkuchen. Auf Pfannkuchen schmeckt auch Ahornsirup lecker.

Wer Fruchtsäfte liebt, preßt sie im Winter täglich aus. Jetzt bekommen sie dem Organismus am besten. Nur bei einer Pitta-Konstitution ist aufgrund der Fruchtsäure Vorsicht geboten.

Süß-säuerliches Fruchtmus

Pürieren Sie 100 g entsteinte Pflaumen, Mirabellen, Nektarinen oder Beeren mit 1 EL braunem Rohrzucker im Elektrohacker. Das Fruchtmus hält sich ohne Konservierungsstoffe nur einige Tage im Kühlschrank, ist aber rasch hergestellt. Streichen Sie es mit Butter oder Quark auf Weizen- bzw. Dinkelbrot. Roggenbrot sollten Sie bei erhöhtem Vata nicht verzehren.

Trinken Sie zu einem Frühstück mit Brot und Milchprodukten keine Milch. Sie bekommt solo als Frühstücksersatz besser, wenn der Hunger einmal fehlt.

Die Extraportion Kraft

Wer viel arbeiten muß und sich auf seine volle Energie verlassen will, bereitet sich am Morgen ein kleines, nicht belastendes Kraftfrühstück.

3 Kapseln grüner Karda- *3 ungeschälte Mandeln*
mom *2 frische Datteln*
2 TL Fenchelsamen

Sie weichen am Abend den Kardamom im Ganzen sowie den Fenchelsamen und die Mandeln in lauwarmem Wasser ein. Die Gewürze gelten wie die Mandeln als süß. Sie alle bauen Vata ab und schenken Energie. Am nächsten Morgen gießen Sie die Flüssigkeit ab, ziehen die Haut von den Mandeln ab und pürieren sie mit den Gewürzen im Elektrohacker. Anschließend lutschen Sie die Paste oder trinken sie in Milch aufgelöst. Die Datteln knabbern Sie dazu.

Das Mittagessen im Winter

Mittags tischen Sie kleinere Fleisch- oder Fischportionen mit viel Gemüse auf oder Getreide plus Gemüse. Zu Fleisch und Fisch empfiehlt sich keine Getreidebeilage. Beides gilt als schwer verdaulich und belastet zusammen Magen und Darm zu stark. Fleisch sollte aus demselben Grund nie mit Käse überbacken werden. Wer keine Gewichtsprobleme hat und fettere Speisen mag, kocht diese mittags. Verwenden Sie Oliven-, Distel-, Kürbiskern-, Nuß- und Mandelöl oder sparsam die Nummer 1 nach Ayurveda: Sesamöl. Es ist sehr geschmacksintensiv.

Warmer Kichererbsensalat

200 g Kichererbsen	*1 Bund Schnittlauch*
1/2 l Gemüsebouillon	*1 Bund Minzeblätter*
2 Orangen	*1 cm Ingwer*
1 EL Sonnenblumenöl	*Steinsalz*
5 Tropfen Sesamöl	*4 Tomaten*

Die Kichererbsen werden 5 Stunden in warmem Wasser eingeweicht und dann in der Gemüsebouillon bißfest gekocht. Währenddessen bleibt reichlich Zeit, um die restlichen Salatzutaten vorzubereiten

Aus dem frisch gepreßten Orangensaft stellen Sie mit den Ölen, den feingehackten Kräutern und dem geriebenen Ingwer eine Marinade her. Gesalzen wird sparsam. Die Tomaten werden gewaschen, vom Stielansatz befreit und in dünne Scheiben geschnitten. Breiten Sie die Tomatenscheiben fächerförmig auf einem großen Teller aus. In die Mitte kommen die Kichererbsen, die Sie zuvor mit der Marinade vermischt haben.

Gefüllte Artischocken

4 große Artischocken	1 EL Olivenöl
2 Zitronen	1/2 TL grüner Pfeffer
Steinsalz	120 g Ziegenkäse
1 rote Zwiebel	1/8 l Gemüsebouillon

Entfernen Sie von den Artischocken die Stiele und die äußeren Blätter und kappen Sie die Spitzen der oberen Blätter um die Hälfte. Waschen Sie sie gut, und beträufeln Sie sie mit Zitronensaft. Andernfalls verfärben sie sich. Kochen Sie sie in reichlich Salzwasser fast gar – das dauert knapp 20 Minuten.

Für die Füllung würfeln Sie die Zwiebel, braten sie im Öl an, würzen sparsam und heben den zerpflückten Ziegenkäse unter. Von dieser Mischung geben Sie je 1 EL auf die Artischocken, die Sie in einer feuerfesten Form – in wenig Gemüsebouillon stehend – im vorgeheizten Backofen bei 200 °C 5 Minuten überbacken. Dazu reichen Sie Brotfladen, Safranreis oder Karottenpüree.

Kartoffelgratin mit Kürbis

4 große Kartoffeln	1/4 l Gemüsebouillon
200 g Kürbis	1 EL eingedickter Apfelsaft
1 TL roter Pfeffer	150 g Weichkäse
1 Zweig Majoran	2 EL Alfalfasprossen

Schälen und schneiden Sie die Kartoffeln in hauchdünne Scheiben. Der Kürbis wird ebenfalls geschält und in streichholzgroße Stifte geschnitten.

Sie mischen Kartoffeln und Kürbis, würzen mit zerstoßenem Pfeffer und Majoranblättchen und schichten das Gemüse in eine Auflaufform. Es wird mit Bouillon und Apfelsaft begossen und abgedeckt. Stellen Sie die Form in den vorgeheizten Backofen bei 200 °C; das Gratin benötigt 30–40 Minuten. Dann decken Sie es auf, legen den Käse in Scheibchen darauf und überbacken es 5 Minuten. Dekoriert wird mit blanchierten Sprossen.

Tomatenreis mit Haselnüssen

250 g Basmatireis	*2 EL Haselnüsse*
Steinsalz	*2 TL Ghee*
6 Eiertomaten	*1 Bund Dill*
2 Karotten	*2 EL Brunnenkresse*
0,1 g Safranfäden	

Der Reis wird mit ausreichend Wasser und einer Prise Salz aufgesetzt. Während er kocht, überbrühen Sie die Tomaten, häuten und würfeln sie. Die Karotten werden geputzt und fein gerieben. Nach 10 Minuten Kochzeit geben Sie den Safran, die Karotten und die Tomaten zum Reis. Zerstoßen Sie die Haselnüsse grob, und hacken Sie den Dill fein. Ist der Reis gar, rühren Sie Ghee und Dill unter, dekorieren ihn mit Brunnenkresse in einer großen Schüssel und streuen die Haselnüsse darüber.

Tofu mit Kaperngemüse

3 Eier- oder Strauchtomaten	*2 EL Kapern*
1 Zucchini	*500 g Tofu*
2 Schalotten	*2 EL Weizenvollkornmehl*
1 EL Olivenöl	*3 EL Sonnenblumenöl*
weißer Pfeffer	

Überbrühen Sie die Tomaten mit heißem Wasser, ziehen Sie die Haut ab, und schneiden Sie sie in Scheiben. Die Zucchini wird gewaschen und in dünne Scheiben gehobelt. Die Schalotten schälen Sie und schneiden sie in Ringe. Braten Sie erst die Schalotten im Olivenöl an, dann kommen die Zucchinischeiben für 3 Minuten dazu und erst danach die Tomaten.

Gepfeffert wird sparsam. Ist das Gemüse fast gar, rühren Sie die salzigen Kapern unter.

Schneiden Sie den Tofu in kleine Würfel von 1 mal 2 cm, wälzen Sie ihn in Mehl, und fritieren Sie ihn im sehr heißen Sonnenblumenöl. Die Stückchen lassen Sie dann auf Küchenpapier abtropfen. Setzen Sie den Tofu erst unmittelbar vor dem Servieren auf das Gemüse, sonst wird er matschig.

Hühnerpäckchen in Chinakohl

1 Chinakohl	*2 EL Rosinen*
1/4 l naturtrüber Apfelsaft	*400 g ausgelöste Hühnerbrust*
2 TL Ghee	*1 rote Zwiebel*
1/2 TL Kümmel	*2 Prisen Gelbwurzpulver*
1/2 TL Fenchelsamen	*weißer Pfeffer*
6 Aprikosen	*Meersalz*

Entfernen Sie die äußeren Blätter vom Kohl, und wählen Sie 8 große Blätter aus. Sie werden in kochendem Wasser blanchiert und warm gehalten. Den restlichen Kohl schneiden Sie in schmale Streifen, kochen ihn in 1/8 l Apfelsaft mit 1 TL Ghee, Kümmel und Fenchel weich. Geben Sie die kleingewürfelten Aprikosen und die Rosinen nach 5 Minuten zum Kohl, und lassen Sie das Ganze noch 2 Minuten ziehen.

Das Hühnerfleisch wird im Blitzhacker zerkleinert. Die Zwiebel wird sehr fein gehackt. Braten Sie die Zwiebelwürfel in 1 TL Ghee an, geben Sie das Fleisch und die Gewürze dazu, und lassen Sie es unter ständigem Rühren braun werden. Damit es nicht anbrennt, gießen Sie 2–3 EL Apfelsaft an und lassen alles weich köcheln. Verteilen Sie die Fleischmasse gleichmäßig auf die vorbereiteten Kohlblätter. Schlagen Sie diese erst auf der Längsseite über das Fleisch, und rollen Sie sie dann zusammen. So kann nichts herausfallen. Diese Päckchen servieren Sie mit dem Obstkohl.

Truthahnbrust mit Weintraubenkraut

500 g Truthahnbrust	*4 Karotten*
1/2 l Gemüsebouillon	*2 Kartoffeln*
250 g frisches Sauerkraut	*1 unbehandelte Orange*
1/2 TL Selleriesamen	*1/2 TL Butter*
150 g süße Weintrauben	*Steinsalz*
weißer Pfeffer	*1/2 Bund Petersilie*

Die Truthahnbrust wird in der Gemüsebouillon weich geköchelt, darin bleibt sie saftig. Daneben erhitzen Sie das Sauerkraut mit dem im Mörser zerstoßenen Selleriesamen, waschen und halbieren die Trauben und geben sie entkernt zum Gemüse. Sie sollen nur warm werden, keinesfalls kochen! Würzen Sie mit wenig Pfeffer.

Putzen Sie die Karotten, schälen Sie die Kartoffeln, und würfeln Sie sie. Sie werden in wenig Wasser mit dem Saft einer Orange und der Butter gedünstet. Wenn das Gemüse weich ist, salzen Sie schwach, pürieren es und ziehen die feingehackte Petersilie und winzige Streifen Orangenschale unter.

Servieren Sie die Truthahnbrust quer in Scheiben aufgeschnitten auf dem Sauerkraut. Daneben kommt das Gemüsepüree.

Ente mit Feigen

1 ausgelöste Entenbrust	*1 Orange*
Muskatnuß	*4 Feigen*
Steinsalz	*eventuell Gemüsebouillon*
weißer Pfeffer	

Die Fettseite der Brust wird überkreuz eingeschnitten. Braten Sie die Entenbrust im Ganzen auf der Fettseite in einer trockenen Pfanne an. Würzen Sie mit einer Prise Muskat, wenig Salz und Pfeffer erst, wenn sie auf beiden Seiten bereits braun ist, und löschen Sie mit Orangensaft ab. So kann die Ente weich schmoren.

Währenddessen schälen Sie die Feigen und zerdrücken sie mit einer Gabel. Ist die Entenbrust weich, nehmen Sie sie aus der Pfanne und stellen sie warm. In die Mischung von eingedicktem Bratensaft und Orange rühren Sie die zerdrückten Feigen. Das ergibt eine sämige Obstsauce, die einmal aufkochen soll. Erscheint sie Ihnen zu dick, gießen Sie warme Gemüsebouillon an.

Zum Servieren schneiden Sie das Fleisch in dickere Streifen und legen es auf die Feigensauce. Als Gemüsebeilage eignen sich gedünstete Okras, Schwarzwurzeln oder Kürbispüree.

Tafelspitz auf roter Bete

1 l Gemüsebouillon	2 cm Zimtstange
500 g Tafelspitz (schieres Rindfleisch)	1 Orange
	Meersalz
2 rote Beten	weißer Pfeffer
2 Sternanis	1/2 Bund Petersilie

Erhitzen Sie die Gemüsebouillon, legen Sie das Fleisch im Ganzen hinein, und kochen Sie es weich. In einem anderen Topf kochen Sie in wenig Wasser die ungeschälten roten Beten mit Sternanis und Zimt nicht zu weich. Sind sie gar, werden sie geschält. Sie werden ohne Gewürze im Mixer püriert, mit dem Saft 1 Orange verrührt und mit Salz und Pfeffer abgeschmeckt. Zupfen Sie inzwischen die Petersilienblätter ab, und waschen Sie sie.

Ist das Fleisch nach gut 1 Stunde weich, wird es in dünne Scheiben geschnitten. Reste bleiben in der Bouillon saftig. Sie servieren es auf dem Mus der roten Beten. Dazu passen Zucchinis, Süßkartoffeln oder Rosmarinkartoffeln.

Rindfleisch in Zucchini

2 TL Ghee	1/2 l Gemüsebouillon
1/2 TL Kümmel	4 kleine Zucchini
1/2 TL Senfsamen	400 g Tatar
1 Knoblauchzehe	weißer Pfeffer
100 g gelbe Mungbohnen	Steinsalz
1/2 TL Gelbwurzpulver	

Braten Sie in 1 TL Ghee Kümmel, Senfsamen und die feingehackte Knoblauchzehe 1 Minute an. Vorsicht: Die Gewürze springen! Dann geben Sie die gewaschenen Mungbohnen und den Gelbwurz dazu und gießen sofort 1/4 l Bouillon an. Die gelben Bohnen müssen 1/2 Stunde köcheln, bis sie weich sind. Verdunstet die Bouillon zu schnell, gießen Sie nach.

In der Zwischenzeit schneiden Sie die Stielansätze der Zucchinis ab, halbieren sie längs und höhlen sie aus. Das Tatar wird gesalzen, gepfeffert und wartet auf die fertigen Mungbohnen: Beides vermischen Sie gut. Füllen Sie die Masse in die Zucchinis. Aus dem Rest formen Sie kleine Bällchen. Sie setzen das gefüllte Gemüse und die Bällchen in eine eingefettete, feuerfeste Form, legen einen Deckel darauf und geben sie in den vorgeheizten Backofen bei 200 °C. Hier garen die Zucchinis etwa 15 Minuten. Sollte das Gemüse nicht von sich aus Wasser ziehen, gießen Sie etwas Bouillon an.

Lammtopf mit Okras

2 mittelgroße Kartoffeln	*Steinsalz*
1 Knoblauchzehe	*2 Stengel Oregano*
200 g Okras	*1/4 l Gemüsebouillon*
500 g Lammfilets	*2 EL Butter*
2 TL Olivenöl	*1/2 Bund Schnittlauch*
1/2 TL Gelbwurzpulver	

Schälen Sie Kartoffeln und Knoblauch. Die Kartoffeln werden in dickere Scheiben, der Knoblauch in winzige Würfel geschnitten. Die Okras putzen Sie; sie bleiben ganz. Braten Sie die Lammfilets von allen Seiten kräftig in 1 TL Öl an. Dann geben Sie den Knoblauch, Gelbwurz und etwas Salz dazu.

Ölen Sie eine höhere, feuerfeste Form, schichten Sie unten abwechselnd Kartoffeln und Okras hinein und legen Sie die Lammfilets darauf. Streuen Sie die Oreganoblättchen darüber, und decken Sie alles mit einer zweiten Schicht Gemüse ab. Gießen Sie die Bouillon vorsichtig an, und stellen Sie das Ganze abgedeckt 30–45 Minuten in den vorgeheizten Backofen bei 200 °C.

In den letzten 10 Minuten decken Sie die Form auf, setzen Butterflöckchen auf das Gemüse und lassen die oberste Schicht knusprig braun werden.

Der Auflauf wird mit kleingehacktem Schnittlauch bestreut.

Blaufelchen mit Zitronengras

4 kleine Blaufelchen	*2 Stengel Zitronengras*
(alternativ Bachforellen)	*4 TL Butter*
2 Zitronen	*1/4 l Gemüsebouillon*
Steinsalz	*1 Orange*
1 TL grüner Pfeffer	*1 cm Ingwer*

Die küchenfertig ausgenommenen Blaufelchen werden auf 4 Bratfolien gelegt, mit Zitronensaft beträufelt, innen schwach gesalzen, gepfeffert und jeweils mit 1/4 in winzige Röllchen geschnittenen Zitronengrasstengel bestreut. Den zweiten Stengel vierteln Sie, klopfen die Stücke mit einem großen Messer breit und legen sie in die Fische. Darauf kommen Butterflöckchen.

Verschließen Sie die Folie gut, und garen Sie den Fisch in knapp 15 Minuten im vorgeheizten Backofen auf der mittleren Schiene bei 200 °C. Inzwischen kochen Sie die Gemüsebouillon mit dem Saft einer Orange, der verbliebenen Zitrone und dem feingeriebenen Ingwer ein. Es sollen nur wenige Löffel Sauce entstehen, die Sie vor dem Servieren mit dem ausgetretenen Fischsaft aus der Folie verrühren.

Als Beilage bieten sich glasierte Karotten, ein Kürbis-Chutney oder mit Bockshornkleesamen gekochte Petersilienkartoffeln an.

Fischcurry

1 EL Ghee	*2 Zwiebeln*
1 grüne Chili	*500 g Goldbarschfilet*
1 cm Ingwer	*3 Limonen*
2 Messerspitzen Gelbwurz	*4 Tomaten*
1/2 TL Currypulver	*Steinsalz*
1/2 TL Kreuzkümmel	*1 TL Rohrzucker*
1/2 TL Koriandersamen	*1 Bund Koriandergrün*

Erhitzen Sie das Ghee, und geben Sie die kleingehackte, entkernte Chili, den geschälten, feingeriebenen Ingwer und alle Gewürze hinein. Braten Sie diese Mischung unter stetigem Rühren 1 Minute an. Dann kommen die in Ringe geschnittenen Zwiebeln dazu und bräunen.

Unterdessen waschen Sie die Fischfilets, schneiden sie in gleich große Stücke und beträufeln sie mit der Hälfte des Limonensafts. Häuten Sie die Tomaten, würfeln Sie sie, und legen Sie sie in die Pfanne auf die Zwiebeln. Rühren Sie einmal um, und geben Sie den Fisch obenauf. Unter einem Deckel gart er mit dem Gemüse. Das dauert nicht länger als 10–12 Minuten. Dann schmecken Sie mit Salz, Zucker und Limonensaft ab und bestreuen das Gericht mit klein gehacktem Koriandergrün.

Fischklößchen mit Kräutern

2 Kartoffeln	Steinsalz
2 Knoblauchzehen	2 Zitronen
2 cm Stangenzimt	1/2 Bund Minze
2 cm Ingwer	Weizenvollkornmehl
2 Nelken	4 EL Sonnenblumenöl
5 grüne Kardamomkapseln	1/2 Bund Schnittlauch
500 g Zanderfilet	

Als erstes schälen Sie die Kartoffeln, kochen sie in wenig Wasser weich und zerstampfen sie. Sie werden als Bindemittel benötigt.

Erhitzen Sie parallel 1/8 l Wasser, und geben Sie die geschälten Knoblauchzehen, Zimt, geschälten Ingwer, Nelken und Kardamom im Ganzen hinein. Diese Gewürzmischung kochen Sie einmal auf, legen die Fischfilets hinein und lassen sie bei mittlerer Hitze weich ziehen. Das Wasser sollte möglichst vollständig verdampfen. Entfernen Sie dann die Gewürze.

Der Fisch wird mit einer Gabel zerpflückt, schwach gesalzen, mit Zitronensaft begossen und mit dem Kartoffelmus sowie kleingehackter Minze vermischt. Die Masse muß fest, aber nicht bröckelig sein. Eventuell rühren Sie 1–2 EL Yoghurt unter. Formen Sie tischtennisballgroße Klößchen, wälzen Sie sie im Mehl, und braten Sie sie in heißem Öl aus.

Auf die ausgebratenen Fischbällchen streuen Sie Schnittlauchröllchen. Als Beilage eignen sich gekochte Tomatensauce oder Tomaten-Chutney.

In der von Vata geprägten, trocken-kalten Jahreszeit sollten Sie sich – wenn irgend möglich – nach der Hauptmahlzeit 20 Minuten hinlegen. Ruhen Sie auf der linken Seite, damit Leber und Gallenblase im rechten Bauchraum nicht belastet sind. Ihre ungehinderte Tätigkeit ist für die Zersetzung des Nahrungsbreis von größter Wichtigkeit. Ohne den Gallensaft, den die Leber bereitstellt und der in der Gallenblase gesammelt wird, könnten die angedauten Speisen aus dem Magen, besonders Fette, im Darm nicht aufgespalten werden.

Das winterliche Abendessen

Die letzte Mahlzeit sollte immer aus Gemüse bestehen – gedünstet oder als Suppe zubereitet. Streuen Sie trocken angeröstete Kürbis- oder Sonnenblumenkerne, hellen bzw. dunklen Sesam oder zerhackte Nüsse darauf. Im Winter braucht der Körper die Fette von Kernen und Nüssen. Sie sind bei einer vegetarischen Ernährung unverzichtbar. Verwenden Sie abends wenig pflanzliche Öle oder Ghee, gar keine Butter oder Sahne.

Brunnenkressesuppe

2 Schalotten	*Steinsalz*
1 TL Haselnußöl	*1/2 TL grüner Pfeffer*
2 mittelgroße Kartoffeln	*1/2 TL Fenchelsamen*
1/2 Knollensellerie	*1 Zitrone*
1 l Gemüsebouillon	*2 Päckchen Brunnenkresse*

Achteln Sie die geschälten Schalotten, und braten Sie sie in einem ausreichend großen Topf im Öl an. Kartoffeln und Sellerie müssen geschält und kleingewürfelt werden. Geben Sie die Kartoffel- sowie Selleriestückchen zu den angebratenen Schalotten. Wenn sie Farbe annehmen, gießen Sie die Bouillon an und lassen das Gemüse weich kochen. Gewürzt wird mit Salz, zerstoßenem Pfeffer und Fenchel sowie Zitronensaft. Die Suppe wird mit der abgeschnittenen Brunnenkresse püriert und noch einmal kurz aufgekocht. Wer mag, streut geröstete Crôutons auf die Teller.

Tomaten-Gurken-Suppe

500 g Tomaten	*1/2 l Gemüsebouillon*
1 Gärtnergurke	*1 EL brauner Rohrzucker*
1 rote Zwiebel	*1/2 TL roter Pfeffer*
1 TL Olivenöl	*Steinsalz*

Überbrühen Sie die Tomaten, ziehen Sie die Schale ab, und würfeln Sie das Fruchtfleisch grob. Die Gurke wird geschält und in größere Stükke geschnitten. Die Zwiebel hacken Sie fein und braten sie im Öl an. Löschen Sie sie mit der Gemüsebouillon ab. Dann geben Sie Tomaten und Gurken dazu und würzen. In 15 Minuten sind die Gurkenstücke weich. Jetzt pürieren Sie alles. Wer möchte, streut frische Kräuter auf die Suppe: Basilikum, Estragon, Minze oder Thymian.

Süße Karotten

8 mittelgroße Karotten	*1 EL brauner Rohrzucker*
3 Schalotten	*weißer Pfeffer*
1 TL Walnußöl	*1/2 Bund Schnittlauch*
1/8 l Gemüsebouillon	*2 EL Kokosraspeln*
2 Prisen Steinsalz	

Die Karotten werden geputzt und in kleine Würfel oder Scheibchen geschnitten. Die Schalotten schälen und würfeln Sie sehr fein. Erhitzen Sie das Öl, lassen Sie die Schalottenwürfel darin glasig werden, und geben Sie die Karotten hinzu. Sie braten 2 Minuten unter Rühren an und dünsten dann mit der Gemüsebouillon aufgegossen weich. Würzen Sie, und bestreuen Sie das fertige Gemüse mit fein gewiegtem Schnittlauch und trockenen Kokosraspeln.

Heiße Getränke für kalte Tage

Trinken Sie reichlich, 2–3 l täglich sind ein Muß im Winter! Bereiten Sie sich gleich am Morgen eine Thermoskanne heißes Wasser oder Ingwerwasser zu. Hierfür schneiden Sie 3–5 cm frischen Ingwer klein und lassen ihn in 1 l Wasser 20 Minuten kochen. Auch das reine Wasser soll so lange köcheln. Fruchtsäfte, Kräuter- oder Früchtetees schmecken zum Frühstück und zwischendurch. Süßen Sie mit Honig, Melasse, braunem Rohrzucker oder Kandis.

Die beruhigende Wirkung von warmen, süßlichen Getränken ist bei Kälte wichtig. Putschen Sie sich nicht mit Alkohol auf. Vata benötigt Ruhe. Probieren Sie süße Gewürze im Tee: Fenchelsamen, Kardamom, Muskat, Vanille, Zimt oder frische Minzeblätter. Vorsicht bei schwarzem Tee: Er verstopft.

Wer kaltes Mineralwasser zu einer Mahlzeit trinkt, schwächt Agni, seine Verdauungskraft. Sie reagiert auf kalte Flüssigkeit wie Feuer: Sie erlischt. Dann werden die Nährstoffe aus der Nahrung nicht einwandfrei aufgespalten und umgewandelt. Das gegessene Fett wird abgelagert, und das Körpergewicht steigt trotz bzw. gerade wegen des kalorienfreien Mineralwassers.

Ingwer-Zitronen-Tee

3 cm Ingwer
2 EL Rohrzucker
2 Zitronen

1 EL feingeschnittene
Zitronenmelisse

Der Ingwer wird geschält, fein gerieben und mit Zucker in 1 l Wasser 20 Minuten gekocht. Dann gießen Sie den Zitronensaft zu. Die Zitronenmelisse wird erst kurz vor dem Servieren eingerührt. Sie können den Tee lauwarm oder heiß trinken. Stören Sie die kleinen Ingwerstückchen in der Tasse, sieben Sie den Tee durch, bevor Sie die Kräuterblättchen zugeben.

Süßer Wintertee

2 cm Ingwer	2 TL geschnittenes Süßholz
10 grüne Kardamomkapseln	2 cm Zimtstange
1 EL getrocknete	1 EL getrocknete
Orangenschalen	Malvenblüten

Reiben Sie den Ingwer, und mischen Sie ihn mit allen übrigen Zutaten. Sie werden mit 1 l Wasser 10 Minuten gekocht. Dann seihen Sie ab. Wer mag, würzt mit einem Spritzer Orangensaft. Trinken Sie Tee mit Süßholz nicht täglich. Er kann den Blutdruck erhöhen.

Kardamom, Süßholz und Zimt sind die klassischen Wintergewürze. Ihr Duft erinnert an die Adventszeit, an Weihnachten und das dazugehörige Gebäck. Doch diese Gewürze sind auch in den schwülfeuchten Gebieten Indiens und auf Sri Lanka beliebt. Sie stehen im Ruf, den Körper zu erwärmen.

Ingwer-Lassi

1 cm Ingwer	2 Prisen Zimt
1/4 l Vollmilchyoghurt	2 TL flüssiger Honig
1/2 l stilles Mineralwasser	

Schälen und reiben Sie den Ingwer. Mischen Sie Yoghurt, Wasser und die Gewürze mit einem Mixer. Die Gewürze ergänzen ideal den säuerlichen Yoghurt und erhitzen den Körper. Gesüßt wird mit Honig.

Wer mag, gibt wie die Inder 1 EL Rosenwasser an das Lassi. Verdünnte Yoghurtgetränke sind in Indien weit verbreitet. Sie werden schon zum Frühstück gern getrunken. Lassis sind ideale Durstlöscher und eignen sich auch als Dessert. Wie alle Yoghurtprodukte können sie morgens bis nachmittags besser verdaut werden als abends.

Süß-saures Beeren-Lassi

1/4 l Vollmilchyoghurt	*1 EL Zitronenbasilikum*
1/2 l stilles Mineralwasser	*2 EL süße Beeren*

Mischen Sie Yoghurt und Wasser bei Zimmertemperatur, rühren Sie kleingehackte Kräuter und gewaschenes Obst unter, und mixen Sie die Masse kurz.

Sex im Winter

In kühlen und kalten Monaten empfehlen Ayurveda-Spezialisten intensiven Sex. Er zehrt den Körper jetzt nicht aus wie im Sommer. Stimulieren Sie sich. Als aphrodisisch gilt alles, was die Sinne erfreut: Musik, Vogelstimmen, Blumen, süße Speisen, edle Düfte oder Vollmondnächte. In den traditionellen Schriften wird immer wieder die geliebte, üppige Gefährtin besungen – zurückhaltend und doch der Erotik zugeneigt. Männern empfahlen die Meister vor über 2000 Jahren eine vollschlanke Frau, weil nur ihre Sinnlichkeit den Mann eine gesamte Nacht zu fesseln vermag und sie ihn gleichzeitig warm hält. Sicher praktisch, nur nicht jedermanns Geschmack. Für Frauen hält Charaka leider keine Empfehlungen bereit. Gleichgeschlechtliche Liebe erwähnt er ebensowenig.

Im Winter ist Sex so häufig gesund wie jedes Paar Lust verspürt. Doch sollen Frau und Mann gleichermaßen begehren. Aphrodisiaka können helfen, wenn die Begierde bei einem Paar unterschiedlich stark ausfällt.

Vorsicht: Besteht eine Vata-Konstitution, kann Desinteresse am Geschlechtsverkehr auftreten. Eine an Vata orientierte Ernährung und regelmäßige Anwendung von Aphrodisiaka helfen. Erhöhtes Vata erklärt häufig auch das nachlassende Verlangen in höherem Alter, wenn dieses Dosha vorherrscht. Kraft und Ausdauer fehlen nun, unabhängig von der Jahreszeit. Sexuelle Aktivität – Bewegung! – erhöht Vata jetzt stark. Erschöpfung und Auszehrung sind möglich.

Stärkende Aphrodisiaka

Wer sich mit Lebensmitteln und Gewürzen stimulieren möchte, sollte einen gesunden, gereinigten Körper haben. Bei Belastungen oder Stoffwechselschlacken wirken die Rezepte nicht. Machen Sie gegebenenfalls einen wöchentlichen Einlauf mit 300 ml lauwarmem Wasser zur Mastdarmreinigung, und beugen Sie Schlacken mit einem monatlichen Fastentag vor. Erhält der Magen keine feste Nahrung, verwertet die Verdauungskraft Schlacken und reinigt Magen und Darm. Dasselbe gilt für Psyche und Geist: Wer gedanklich noch mit seinem Arbeitsplatz beschäftigt ist, wird sich mit einer aphrodisischen Extraportion nicht umstimmen können.

Ashvagandha

Die pulverisierten Wurzeln von Withania somnifera, auf Sanskrit Ashvagandha genannt und unter diesem Namen über Versandhäuser oder Apotheken erhältlich, sind ein Nerventonikum und anregendes Stärkungsmittel für Frauen wie Männer. Sie sollen sogar die Samenproduktion steigern.

Ashvagandha erhitzt den Körper. Es ist daher ein geeignetes Aphrodisiakum zur Winterzeit. Nehmen Sie eine Woche pro Monat abends 1 TL Pulver in 5 EL warmer Milch aufgelöst. Süßen Sie die Milch mit Rohrzucker oder Honig. Frauen mit bislang unerfülltem Kinderwunsch trinken die ersten zehn

Tage nach ihrer Menstruation ein halbes Jahr lang eine Abkochung: Sie köcheln 1 TL pulverisiertes Ashvagandha in 150 ml Wasser auf knapp 40 ml ein, gießen die gleiche Menge warme Vollmilch dazu und süßen mit Honig.

Die buschgroße Pflanze Ashvagandha wächst in Mittelindien und entlang der westlichen Bergkette des Subkontinents, den Western Ghats. Medizinisch werden Wurzeln und Blätter genutzt. Die Pflanze wird häufig mit dem chinesischen Ginseng verglichen, wirkt aber stärker. Deshalb wird sie für Kinder, Schwangere und Senioren sowie bei Hitze nicht empfohlen. Ashvagandha erhöht das an sich heiße Pitta, senkt das kalte Vata und Kapha. Wann immer das Immunsystem gekräftigt werden muß, Nervosität, Erschöpfung, Schwäche, Konzentrations- oder Schlafstörungen auftreten, ist Ashvagandha das richtige Mittel. Es ist eine rein pflanzliche Nahrungsergänzung.

Spargelmilch und Spargelsirup

Kochen Sie 1 EL getrocknete Spargelwurzeln, 4–6 getrocknete, entkernte Datteln und 1 gehäuften EL Rosinen in 1/2 l Wasser auf, und lassen Sie die Flüssigkeit auf 1/4 der Menge einköcheln. Anschließend wird abgeseiht, mit 1/4 l Vollmilch aufgegossen und das Ganze noch einmal auf hoher Flamme auf die Hälfte der Flüssigkeit reduziert. Süßen Sie nach Geschmack mit braunem Rohrzucker. Die Menge reicht für zwei Personen und wird bei Bedarf zwei- bis dreimal wöchentlich getrunken.

Alternativ dazu kochen Sie 1 gehäuften EL getrocknete Spargelwurzeln in 300 ml Wasser auf 1/4 der Menge ein, geben 5 EL braunen Rohrzucker und 1/2 TL gemahlenen Kardamom dazu und lassen die Masse unter stetem Rühren so lange köcheln, bis sich der Zucker aufgelöst hat. Der Sirup ist verschlossen ein halbes Jahr haltbar und wird mit Mineralwasser verdünnt getrunken: 1 EL Sirup pro Glas. Würzen Sie mit Zitrone oder den Blättern der Zitronenmelisse.

Stärkungsmittel aus der Küche

Nach dem Geschlechtsakt helfen süße Speisen, Desserts mit Sahne und frischen, süßen Früchten oder warme Milch mit zerstoßenen Mandeln oder Cashewnüssen und braunem Rohrzucker, die verbrauchte Energie wieder aufzubauen. Vollmilchyoghurt mit Honig, süßen Beeren oder Mangoscheiben stärkt ebenfalls. Das Nahrhafte steigert Kapha und schenkt neue Kraft. Trockenfrüchte wie Rosinen und Aprikosen müssen einige Stunden in warmem Wasser ziehen, bevor sie verzehrt werden.

Im weiblichen Zyklus nimmt Vata während der Menstruation zu. Das Dosha der Bewegung leitet das Blut aus. Wer zuvor aggressiv reagierte, wird nun ruhiger. Aber eine latente Unsicherheit ist möglich, besonders wenn fallende Temperaturen und rauhe Winde Vata noch erhöhen. Auch mangelndes Interesse an Sex kann jetzt durch Vata bedingt sein. Wer über den Wechsel der Doshas während des Zyklus informiert ist, kann gelassener mit den Gemütsschwankungen umgehen.

Wintersport

Die körperliche Kondition ist in den kalten Monaten gut. Zwar verstärken Bewegung und sportliche Betätigung Vata, aber schon im Hinblick auf die ermüdende Kapha-Phase im Frühjahr sollte kein Gesunder seine gewohnten Aktivitäten ganz einstellen. Sonst fühlen Sie sich ab März zu träge. Lediglich bei einer persönlichen Vata-Konstitution sollten Sie Überanstrengung vermeiden.

Gehen Sie in flachem Gelände spazieren – aber nicht bei Sturm! Joggen Sie bei milden Temperaturen. Bei eisiger Kälte kann anschließend Heiserkeit auftreten, da viel kalte Luft in den Rachenraum gelangt. Vata erhöht sich zu stark. Anstrengendes Wandern, besonders im Hochgebirge, treibt Vata ebenso in die Höhe. Hier wehen die trockenen Winde, die dieses Dosha anschwellen lassen. Das ist ungesund. Langlauf ist in moderatem Tempo gestattet, ebenso Schlittschuhlaufen. Fehlen Schnee und Eis, greifen Modische zu Inlineskates oder Skateboard. Doch fahren Sie zur eigenen Sicherheit gemäßigt. Bei wärmeren Temperaturen macht gemächliches Fahrradfahren und Wandern Spaß.

Schwimmen Sie in warmen Hallenbädern. Das ist ein gesunder Sport für jedes Alter. Suchen Sie Entspannung bei Yoga, Tai Chi oder einem anderen meditativen Körpertraining. Auch leichte Gymnastik oder Tanzen ohne Marathonehrgeiz sind geeignete Aktivitäten für die kühlere Jahreszeit. Gefahr bergen viele Programme der Fitneß-Studios. Hier wird zu extrem, zu energieverbrauchend und zu schnell trainiert, wenn Vata vorherrscht.

Im Winter reisen

Fahren Sie im Winter in die kühlen Winterferien. Extreme Klimawechsel schaden der Gesundheit und verringern den Erholungswert. Günstig sind kurze Reisezeiten, aber längere Aufenthalte. Kurze Fernreisen belasten Herz und Kreislauf erheblich.

Vata regiert das Reisen

Wann immer Sie in den Urlaub starten, die Reise in Auto, Bus, Bahn, Flugzeug oder auf dem Schiff erhöht Vata, das Dosha der Bewegung. Nicht grundlos enthält der Name die Sanskrit-Silbe »va«. Sie bedeutet »gehen«. Je länger Sie reisen, um so mehr schwillt Vata an. Eine gesunde Konsequenz ist der Verzicht auf Reisen in kalten Monaten.

Ein Beispiel erlebt jeder Fluggast: Schon nach wenigen Stunden im Flugzeug ist die Haut ausgetrocknet, die Lippen fühlen sich rauh an und springen leichter auf. Eingerissene Mundwinkel sind am Zielflughafen keine Seltenheit. Einzukalkulierende Symptome erhöhten Vatas sind ein trockener Hals, Heiserkeit und Husten, Verstopfung sowie Blähungen. Durch die Zunahme von Vata wird der Körper trocken und rauh. Er enthält jetzt einen zu hohen Anteil des Luftelements und zuwenig Wasser.

Vor- und Nachteile eines längeren Flugs sind genau abzuwägen: Die lange Reise wird Vata erhöhen. Ein anschließender Aufenthalt in feuchter Wärme wirkt wiederum ausgleichend. Wer in die Kälte fliegt, muß eine weitere Vata-Steigerung einplanen. Bei einem Aufenthalt von drei oder mehr Wochen sowie einigen Ruhetagen vor und nach der Reise steht dem Flug nichts im Weg. Der Körper erhält ausreichend

Zeit, sich anzupassen. Feucht-warme Ziele wie Florida, die Karibik, das östliche Südamerika, Süd-Ost-Asien oder die Südsee können Sie in einem langen Winterurlaub anpeilen. Legen Sie eine solche Reise nicht in die kältesten Monate, damit der Temperaturunterschied nicht zu extrem ausfällt.

Winterziele

Günstige Ziele für einen Winterurlaub sind Niederungen und mittlere Höhenlagen mit mildem Klima, warme Küstenregionen – generell der Süden. Ein Aufenthalt am warmen Strand oder in Seenlandschaften baut Vata ab. Bevorzugen Sie die näheren Mittelmeerküsten, die Kanarischen Inseln oder die griechische Inselwelt. Feuchte Wärme ist gut verträglich. Sie gleicht das trockene, kalte Vata aus. Falls Sie die verschneiten Berge anziehen, fahren Sie in ein Mittelgebirge und meiden Zugluft.

Das Mittelmeerklima tut in den Wintermonaten gut. Die Küche Italiens, Griechenlands und der Türkei ist nicht zu scharf. Die Gerichte werden mit Öl zubereitet. Das ist die richtige Kost bei erhöhtem Vata. Lassen Sie sich im winterlichen Kurzurlaub in Wellness-Hotels verwöhnen, aber machen Sie bei Kälte keine Fastenkuren. Sie sollten nur im Frühjahr und Herbst durchgeführt werden.

Verzichten Sie im Winter auf Rundreisen und häufigen Hotelwechsel. Wählen Sie einen festen Standort, und planen Sie ein- bis zweimal pro Woche einen Ausflug. Die Erholung wird durch Ruhe, ein beschauliches Landleben und einen gleichmäßigen Tagesablauf unterstützt. Hektik und ein voller Terminplan schmälern den Erholungseffekt. Achten Sie auf ein ausgewogenes Maß von Entspannung und Aktion. Die ersten und letzten Urlaubstage faulenzen Sie. Treiben Sie keinen Ausdauersport. Sie sollten sich im Winterurlaub nicht erschöpfen.

Risiko Urlaub

Trockene Kälte erhöht Vata, ebenso Höhenlagen, windige oder stürmische Landstriche. Besonders ungünstig sind Winterreisen ins Hochgebirge und Gondelfahrten, da in der Höhenluft Vata herrscht. Gefährlich sind alle schnellen Sportarten in der Kälte. Ungesund ist nach Ayurveda auch das alpine Skifahren. Sie bewegen sich in rasantem Tempo in höheren Lagen. Ältere Skifahrer setzen sich einem dreifachen Vata-Risiko aus. Es ist nicht verwunderlich, daß die häufigsten Unfälle verrenkte Gelenke und Knochenbrüche sind. Vata steckt in den Hohlräumen der Knochen und in allen Gelenken. Im ausgewogenen Stadium garantiert Vata einwandfreie Bewegungen. Nimmt das Dosha hier aber überhand, blokkieren die beanspruchten Gelenke. Verrenkungen, Zerrungen, Schmerzen und manchmal sogar Knochenbrüche sind die Folgen.

Die ayurvedische Reiseapotheke

Krankheit auf Reisen wünscht sich niemand. Leichte Beschwerden können Sie meist mit Naturheilmitteln kurieren. Im Familienurlaub mit Kindern sind Beulen und Schrammen, Übelkeit, Durchfall oder Verstopfung einzuplanen. Die ayurvedische Reiseapotheke hilft das ganze Jahr schonend.

- Aloe-vera-Gel heilt alle leichten Hautverletzungen ohne Blutung, lindert anschwellende Beulen, blaue Flecken und desinfiziert zusammen mit Gelbwurzpulver Hautausschläge: 2 Messerspitzen Gelbwurz in 1 TL Gel rühren und täglich mehrfach eincremen.
- Ashvagandha hilft bei Schlafstörungen, Schwäche und Rükkenschmerzen nach langen Reisen. Es stärkt nach anstren-

genden Aktivitäten wie Wandern, Langlauf oder Fahrradtouren. Nehmen Sie 1 TL Pulver mit wenig Ghee oder
Tabletten nach Packungsanweisung.

- Befürchten Sie Rückenschmerzen nach langem Sitzen, stek-
ken Sie Majoranöl ein. Massieren Sie es behutsam in den
Rücken ein. Ein Tropfen Majoranöl lindert auch Ohrenschmerzen, z. B. nach dem Baden, Tauchen oder bei star-
kem Wind. Eine Alternative für Rückenschmerzen bieten
spezielle Ayurveda-Öle. Probieren Sie die Verträglichkeit
von ätherischen Ölen bei sich aus. Bei Rötung oder Haut-
reizung verdünnen Sie 3 Tropfen in 1 EL Pflanzenöl.

- Fenchelsamen oder Ajwain heilen Verdauungsstörungen.
Fencheltee ist ein bewährtes Mittel gegen Blähungen. Bei
Reisedurchfall trinken Sie viel schwarzen Tee; er stopft.
Frisch gepreßte, verdünnte Obstsäfte mit Zucker und Salz
gleichen den Flüssigkeits- und Mineralienverlust aus: 10 TL
Zucker, noch besser Traubenzucker, und 1 TL Kochsalz auf
0,8 l stilles Mineralwasser und 0,2 l Saft. Trinken Sie die
Mischung innerhalb weniger Stunden. Bei langanhaltenden
Durchfällen benötigen Sie 2 l in 6–8 Stunden.

- Ist Verstopfung zu befürchten, packen Sie Flohsamenhülsen
ein. 1 EL mit viel Wasser hinuntergespült, quillt im Darm
und fördert die Verdauung auf natürliche Weise. Auch Trifala führt mild ab: mittags und abends je 1 gehäuften TL
Pulver an das Essen geben. Es schmeckt säuerlich.

- Jeden Morgen eine Tasse heißes Wasser mit 1/2–1 TL
Gelbwurzpulver schützt vor Infektionskrankheiten und Erkältungen. Bei Schnupfen und Husten nehmen Sie Trikatu:
Sie übergießen 1 TL Pulver mit einem Becher heißem Wasser.

- Kleine Stückchen getrockneter Ingwer lindern als Tee aufgekocht Erkältungen, Husten und Schnupfen. Bei Reise-
übelkeit werden sie langsam gekaut. Bereiten Sie den Ingwer selbst zu: Hauchdünne Scheiben werden mit Zitronen-

saft beträufelt und an der Luft getrocknet. Sie sind beliebig lange haltbar.

• Zahnschmerzen unterwegs sind lästig. Hier hilft Nelkenöl auf dem umliegenden Zahnfleisch. Es desinfiziert und lindert Entzündungen in der Mundhöhle.

• Rosenwasser ist vielseitig einsetzbar: Es dient als reinigendes Gesichtswasser, kühlt als Kompresse bei Kopfschmerzen oder Sonnenbrand, lindert Juckreiz und hilft die Augen zu säubern. Träufeln Sie 1- 2 Tropfen in jedes Auge.

Das Immunsystem bei Kälte stärken

Im Winter stärken Sie die körpereigene Abwehrkraft mit Guduci. Die südindische Pflanze ist unter ihrem lateinischen Namen Tinospora cordifolia bekannt und als rein pflanzliches Medikament »Kansvel« rezeptfrei in Apotheken zu bestellen. Es erhitzt und stärkt die Abwehrkräfte. Die Pflanze vermehrt Oja, die Lebensenergie, und gilt als Rasayana für das Fettgewebe. 0,5 g können täglich unbedenklich über die Wintermonate eingenommen werden. Es hat sich zur allgemeinen Stabilisierung bewährt. Auch Senioren, die altersbedingt unter erhöhtem Vata leiden, wird Kansvel empfohlen.

1/2 TL pulverisierter, langer Pfeffer täglich beugt Erkältungen vor. Er erhitzt, ölt den Körper und wirkt somit gegen erhöhtes Vata. Sie können auch die gleiche Menge der ayurvedischen Gewürzmischung Trikatu nehmen: das ist langer und schwarzer Pfeffer mit getrocknetem Ingwer. Sie geben die Gewürze an das Essen oder trinken sie in einem Glas heißem Wasser aufgelöst.

115

Sind Sie draußen kalt geworden oder frieren Sie übermäßig, erhitzt scharfes Ingwerwasser rasch. Kochen Sie 3 cm
geschälten und in Scheiben geschnittenen Ingwer mit 1 TL
schwarzen Pfefferkörnern 20 Minuten in 1/2 l Wasser. Es
muß heiß getrunken werden.

Das Stärkungsmittel Chyavanprash hilft gegen Auszehrung
und Kräfteverlust. Es wird nach traditionellem Rezept aus
den Vitamin-C-reichen Amla-Früchten, Heilkräutern, Mineralien, Edelstein- und Goldstaub sowie Zuckerrohrsaft hergestellt. Nehmen Sie morgens und abends je 1 gehäuften TL
vor dem Essen. Der süße Geschmack aktiviert sofort die Verdauung. Das anschließende Essen bekommt besser. Eine Alternative ist das säuerliche Trifala. 1 TL täglich in Wasser
aufgelöst oder unter das Essen gerührt garantiert den not-
wendigen Vitamin-C-Bedarf.

Schlafen Sie im Winter bei erhöhtem Vata länger und gehen
Sie möglichst früh zu Bett. Am besten noch vor 22 Uhr. Wenn
Sie möchten, heizen Sie Ihr Schlafzimmer schwach.

Vorsicht: Am Ende der Vata-Zeit, im Februar und März,
nehmen Herz- und Atemwegserkrankungen zu. Das sind
Symptome erhöhten Vatas. Die Todesrate steigt in diesen
Monaten. Chronobiologen fanden heraus, daß der Tod auf-
fällig häufig in der Nacht oder am frühen Morgen eintritt:
Das ist Vata-Zeit. Vaidyas nehmen an, daß Vata als letztes
Dosha den Körper verläßt und seine Energie wieder an den
Kosmos abtritt. Erst dann ist der Mensch gestorben.

Das Schönheits- und Pflegewochenende

Am Ende der kalten Jahreszeit hat sich Vata im Körper ange-sammelt. Ein offensichtliches Zeichen ist rauhe und trockene Haut. Vata reduzieren Sie mit viel Öl, Wärme und feuchten Anwendungen. Pflegen und verwöhnen Sie sich ein Wochen-ende. Dann wird die Haut wieder zart, Sie fühlen sich wohler und beugen gleichzeitig Falten vor.

Besorgen Sie sich in der Apotheke je 50 g getrocknete Me-lissen- und Rosenblütenblätter, je 10 ml Eukalyptus- und Ri-zinusöl, 50 ml Aloe-vera-Gel, 50 g weißen Ton, 100 ml Ro-senwasser und 50 g geschnittenes Süßholz. Im Lebensmittel-handel erhalten Sie Weizenvollkornmehl, Weizenkleie, Kichererbsenmehl, Mandeln, Mandelöl, Sesamöl, 1 Becher süße Sahne, 1 l Milch, Vanillestangen, Vanillezucker und 50 g Senfsamen.

Am Freitag Vorbereitungen treffen

Am Nachmittag beginnen Sie mit den ersten Rezepten: Ko-chen Sie einen Melissensud für das abendliche Bad und ein beruhigendes Winteröl. Sie brühen 7 EL getrocknete Melis-senblätter mit 1 l Wasser auf, lassen sie 15 Minuten ziehen und filtern dann die Flüssigkeit. Die Hälfte gießen Sie später in das Entspannungsbad. Die andere Hälfte köcheln Sie auf etwa 150 ml ein, gießen 1/2 l Mandelöl zu und erhitzen das Ganze so lange, bis das Wasser vollständig verdunstet ist. Das erfordert Geduld. Sie können aber auch einen entspannenden Badeölzusatz und fertiges Vata-Öl verwenden.

Der Start: Ein Peeling für die Winterhaut

Reiben Sie den Körper mit einer Kräuter-Mehl-Mischung ab, um trockene Hautzellen zu lösen und die Basis für eine weichere Haut zu schaffen. Sie mischen 1 EL Weizenvollkornmehl mit 1 EL Weizenkleie, 1 EL pulverisierten Rosenblättern und rühren das Pulver mit 2 EL Aloe-vera-Gel glatt. Der Brei wird mit festen Handstrichen in die Haut gerieben und dann warm abgeduscht. Verreiben Sie die Masse an den rauhen Ellenbogen, Knien und Unterschenkeln etwas länger mit gleichmäßigen, kreisenden Bewegungen.

Rosenmaske für die sensible Gesichtshaut

Bereiten Sie aus 2 EL weißem Ton, 1 EL pulverisierten Rosenblättern, 1 TL Aloe vera und 1 EL Rosenwasser einen zähen Brei. Die Masse reicht für eine Gesichtsmaske. Sie tragen sie gleichmäßig auf, sparen die Augenpartie jedoch aus, und lassen sie circa 15 Minuten antrocknen. Währenddessen verwöhnen Sie die Lippen mit Honig. Ist die Maske trocken, schneiden Sie ein paar lustige Grimassen: So reißt die Tonmasse und wird brüchig. Jetzt rubbeln Sie sie mit den Fingerkuppen ab, säubern das Gesicht mit warmem Wasser und tragen mit einem Wattebausch kühles, erfrischendes Rosenwasser auf. Nach dieser Anwendung ist die Haut schonend gereinigt, fühlbar weicher und dank der Fingermassage besser durchblutet.

Vata über den Darm ausleiten

Freitag abend machen Sie den ersten reinigenden Einlauf mit 300–500 ml lauwarmem Wasser. Sie verwenden dazu einen Irrigator (Spülapparat) mit Klysopompspritze zur Darmreinigung aus der Apotheke. Der Einlauf leert und reinigt den Mastdarm. Das beugt Verdauungsbeschwerden, Blähungen und Hämorrhoiden vor. Das Wasser sollte etwa 15 Minuten im Darm bleiben. Spazieren Sie dabei auf und ab.

Die beruhigende Kopfmassage

Massieren Sie sich abends den Kopf mit dem selbstgekochten Melissenöl oder Vata-Öl. 1–2 im Wasserbad erwärmte EL Öl genügen. Es wird erst am nächsten Morgen ausgewaschen. Die Massage verbessert die Durchblutung der Kopfhaut und beugt Schuppen sowie trockenen Haarspitzen oder Haarspliß vor.

Charaka empfiehlt ausdrücklich Kopfmassagen mit Öl für die kalten Tage. Bewährt hat sich auch 1 EL Sesamöl mit 2 Tropfen indischem Nardenöl. Die Massage erwärmt die Kopfhaut, fördert die Durchblutung sowie die Versorgung der Haarwurzeln und beruhigt. Gerade bei Streß oder nach einem Spaziergang in der Kälte wirkt sie angenehm.

Sie setzen die Fingerspitzen beider Hände auf dem Scheitel an und massieren synchron die Kopfseiten hinunter bis zu den Ohren, dann den Nacken hinunter und wieder hoch. Unterhalb des Haaransatzes massieren Sie die Nackenmitte und arbeiten sich am Hals nach außen vor. Eine Kopfmassage sollte 10–15 Minuten dauern.

Entspannen und schlafen

Baden Sie eine Stunde vor dem Zubettgehen mit dem entspannenden Melissensud in 36–38 °C warmem Wasser. Der Duft macht wohlig müde. Wenn Sie ein kaltes Tuch auf die Stirn legen, schwitzen Sie während des Bads nicht so stark. Schlafen Sie an diesem Wochenende möglichst viel. Lassen Sie eine halbe Stunde vor dem Schlafengehen einige Tropfen Himalayazedernöl in einer Duftlampe verdampfen. Das Öl senkt Vata und beruhigt.

Ruhen Sie sich abends aus. Gehen Sie nicht tanzen, und treiben Sie an diesem Wochenende nur wenig Sport. Jegliche Bewegung erhöht Vata, und dieses Dosha soll ja gerade abgebaut werden. Ein täglicher Spaziergang oder leichter Wintersport reicht aus.

Kochen Sie sich am Schönheits- und Pflegewochenende Ihre Lieblingsgerichte, aber ernähren Sie sich vegetarisch. Bevorzugen Sie süßliche Gemüsesorten, verwenden Sie Öl, Butter und Sahne, aber essen Sie keine fritierten oder panierten Speisen. Würzen Sie mild mit Schwarz- oder Kreuzkümmel, wenig schwarzem Pfeffer, Ajwain und Ingwer. Günstig ist viel flüssige oder breiige Kost. Kochen Sie Gemüsesuppen oder -pürees. Trinken Sie reichlich heißes Wasser – am besten 2 l täglich. Verzichten Sie auf Alkohol und Tabak.

Am Samstag wird die Haut verwöhnt

Zerhacken Sie morgens 5–7 Mandeln mit 1 Becher süßer Sahne im Elektromixer. Die Mandelsahne wird großzügig auf Gesicht und Dekolleté, etwas dünner auf den gesamten Körper gerieben. Sie sollte 10–15 Minuten einziehen. Dann duschen Sie warm. Die fette Sahne glättet die Haut, schenkt weichen Glanz und beugt regelmäßig angewandt Falten vor. Die vom Vorabend noch eingeölten Haare waschen Sie mit Amla-Pulver oder einem milden Shampoo.

Vor dem Frühstück ist die ideale Zeit für eine Meditation, um den Tag mit Muße zu beginnen und sich auf sich selbst zu konzentrieren. Ungeübte setzen sich 10–20 Minuten mit geschlossenen Augen an einen ruhigen Platz und achten allein auf ihren Atem. Schicken Sie alle aufkommenden Gedanken bewußt fort. Frühstücken Sie anschließend reichlich mit Milchprodukten, Obst und Weizenvollkornbrot oder einem warmen Milch-Müsli.

Machen Sie am Vormittag einen Spaziergang. Danach erwärmen heiße Ingwerkompressen Gesicht und Dekolleté. Sie verjagen das winterliche Vata. Kochen Sie dafür 5 cm geschälten und zerkleinerten Ingwer in 1 l Wasser 20–30 Minuten. Dann legen Sie 2 Gästehandtücher in die Flüssigkeit, wringen sie aus und drücken sie heiß auf Stirn, Wangen, Kinn und Hals. Die Kompressen befeuchten die Haut zusätzlich. Lassen Sie sie aufgelegt, bis sie abkühlen.

Genießen und entspannen

Trinken Sie zwischen den Mahlzeiten Süßholztee: 1 TL geschnittenes Süßholz wird mit einem Becher kochendem Wasser aufgebrüht. Dann 10 Minuten ziehen lassen und filtern. Wer möchte, würzt mit Vanillezucker.

Nehmen Sie das Mittagessen in Ruhe ein, aber schlafen Sie danach nicht. Den Nachmittag verbringen Sie drinnen. Lesen Sie, hören Sie beruhigende Musik, oder entspannen Sie sich z. B. mit Yoga oder Autogenem Training.

Knurrt der Magen, trinken Sie ein Glas warme Milch mit echter Vanille. Sie kratzen 1/4 Stange Vanille aus und erhitzen das Mark mit 200 ml Milch. Das süße Getränk sättigt. Das Abendessen beginnt um 18 Uhr. Es sollte leichter und kleiner ausfallen als das Mittagessen. Trinken Sie nichts dazu. Kommt später Durst auf, greifen Sie zu heißem Wasser.

Warm einölen und schwitzen

Ölen Sie sich am Abend von Kopf bis Fuß mit angewärmtem Rizinusöl ein. Es erhitzt den Körper. Wer möchte, gibt noch 3 Tropfen Himalayazedernöl hinzu. Es unterstützt die Wirkung. 2–3 EL Öl werden im Wasserbad erhitzt und dann auf die Haut aufgetragen. Lassen Sie es 30 Minuten einziehen. In dieser Zeit bleiben Sie im geheizten Badezimmer und widmen sich Pediküre oder Maniküre. Anschließend baden Sie heiß und ruhen danach unter einer dicken Wolldecke. Beginnen Sie dabei zu schwitzen, ist der Zweck erfüllt: Öl, Wärme und Schweiß bauen Vata ab und helfen, über die Haut zu entschlacken. Das Schwitzen fördern Sie mit einem warmen Kräutertee. Brühen Sie 1 gehäuften TL Kardamomkapseln oder eine Mischung aus Nelken, Kardamom und getrocknetem Ingwer mit 1/4 l kochendem Wasser auf.

Unternehmungslustige ersetzen die Ölmassage und das Bad durch einen Besuch im feucht-heißen Dampfbad, wo sie sich gleich massieren lassen.

Am Sonntag weiter Vata abbauen

Duschen Sie mit feinem Kichererbsenmehl statt mit Seife. Bei sehr trockener Haut verrühren Sie 1 EL Mehl mit 1 EL Mandelöl. Bleiben Sie lange unter der warmen Dusche. Sie sind anschließend auch ohne die gewohnte Seife oder das Duschgel sauber, und die Haut ist gleichzeitig gepflegt.

Senflotion für trockene Haut

Weichen Sie für eine Ganzkörperbehandlung 2–3 gehäufte EL gelben Senfsamen über Nacht in wenig lauwarmem Wasser ein; so werden die Körner weich. Gießen Sie kurz vor der Anwendung das Wasser ab, spülen Sie die aufgeweichten Körner unter fließendem Wasser, und zermahlen Sie sie dann in einem Mörser. Die Konsistenz sollte schaumig sein. Sie können den Senf mit Wasser verdünnen, so daß die Flüssigkeit dünn wie Milch fließt.

Verteilen Sie die Senflotion mit den Händen oder einem kleinen Schwamm großflächig auf der Haut. Lassen Sie sie nur 2 Minuten antrocknen, und duschen Sie dann lauwarm bis heiß. Der Erfolg ist schon nach einer ersten Einreibung spürbar. Die Haut fühlt sich wesentlich weicher an. Der nachhaltige Effekt: die Haut wird befeuchtet und die natürliche Rückfettung gefördert. Sie können die Senflotion einmal wöchentlich anwenden.

Selbst bei sensibler Haut sind Bedenken gegen den von Natur aus scharfen Senf unbegründet. Einweichen und Verdünnen verhindern Nebenwirkungen wie Brennen und Hautrötungen.

Abkühlen und aufwärmen

Gehen Sie nachmittags warm eingepackt spazieren, zum Schlittschuh- oder Langlauf. Oder schwimmen Sie im Hallenbad. Anschließend schmeckt ein heißer Kräutertee, und eine warme Öleinreibung hilft Verfrorenen wieder »aufzutauen«. Reiben Sie Rücken und Brust mit Eukalyptus- bzw. Lemongrasöl ein. Beides erwärmt die Haut und baut das kühle Vata ab. Vorsicht, ätherisches Öl muß mit neutralem Pflanzenöl verdünnt werden: 3 Tropfen Eukalyptusöl sollten mit 1 EL Mandel- oder Yoyobaöl vermischt werden. Bei empfindlichen Menschen können trotzdem Rötungen oder Allergien auftreten. Testen Sie das Öl daher zuvor in der Ellenbogenbeuge.

Trinken Sie am Nachmittag stündlich eine Tasse heißen Tee mit 2 Messerspitzen pulverisiertem Zimt oder einem 1 cm langen Stück pro Tasse. Das Gewürz erhitzt. Ob Sie schwarzen, grünen Tee oder eine Kräutermischung verwenden, bleibt Ihrem Geschmack überlassen.

Sesamöl nährt

Sonntag nachmittag machen Sie den zweiten, nun nährenden Einlauf mit Sesamöl. Er entfernt Vata aus dem Darm, gleichzeitig nährt er den Darm, ohne stark abzuführen: 20–30 ml Sesamöl genügen. Wer das Pflegewochenende im Winter wiederholt, sollte den Einlauf einmal mit 100 ml warmer Vollmilch plus 1 EL Öl oder flüssigem Ghee ausprobieren.

Die Füße massieren

Eine Fußmassage mit angewärmtem Sesamöl erhitzt den gesamten Körper und entspannt. Setzen Sie sich dazu auf den Boden. Sie benötigen nur 1 EL angewärmtes Öl. Massieren Sie jeden Fuß mit beiden Händen, lassen Sie keinen Zeh aus, und streichen Sie mit festem Daumendruck die Fußsohle entlang. Das Öl zieht ein und wird nicht abgewaschen. Wer zu kalten Füßen neigt, trägt danach Wollsocken. Sie speichern die Wärme.

Nässe und hohe Luftfeuchtigkeit – Frühjahr oder Herbst – Kapha

Kapha symbolisiert das Feuchte, aber auch das Schwere und Niederdrückende. Es herrscht bei erhöhter Luftfeuchtigkeit. Das Dosha steigt im feuchten Herbst oder Frühling und an schwülen Tagen im Sommer. Der höchste Stand ist während der Schneeschmelze oder bei Dauerregen erreicht. Auch Nebel und Smog kennzeichnen diese Phase. Kapha setzt sich aus Erde und Wasser zusammen.

Nach Charaka ist das feuchte Frühjahr die Zeit körperlicher Ertüchtigung. Jetzt sind Ausdauer und Kraft vorhanden. Männer sollen sich nun laut ›Charaka-Samhita‹ an »der Zierde von Frauen und Gärten« erfreuen.

Pflege und Schönheit bei erhöhtem Kapha

Ayurvedische Schönheitstips sind für den europäischen Herbst und Frühling identisch. Ganzjährig empfehlen sie sich bei einer Neigung zu weicher, schwammiger Haut mit Wassereinlagerungen oder größeren Poren. Letzteres betrifft vor allem Männer.

Duschen und Bäder

Bei hoher Luftfeuchtigkeit duschen Sie warm, aber kurz. Das warme Wasser soll in der naßkalten Jahreszeit erhitzen, aber nicht müde machen. Kühle Duschen muntern auf und aktivieren den Kreislauf. So bauen Sie überschüssiges Kapha ab, das zur Trägheit verführt. Verwenden Sie zum Waschen nur trockenes Kichererbsen- oder Mungbohnenmehl – kein Öl.

Geben Sie 2 EL Honig in ein Vollbad oder 5–10 Tropfen ätherisches Nußgrasöl. Beides gilt als scharf und reduziert Kapha. Zudem ist Nußgras extrem herb – eine Geschmacksrichtung, die Kapha ebenfalls abbaut. Nußgras ist ein Sauergras aus Südindien. Das Öl wird aus den Wurzeln gewonnen und ist als Haartonikum bekannt. Baden Sie nicht öfter als zweimal pro Woche 10–12 Minuten.

Gesichtswasser

Verwenden Sie für das Gesicht ein selbst hergestelltes Tonikum aus abgekochtem Koriander oder Rosmarin: 2 EL Kräuter werden in 300 ml Wasser auf 1/4 der Flüssigkeit eingekocht und mit einem Wattebausch aufgetupft. Die Flüssigkeit stellen Sie wöchentlich frisch her und halten sie im Kühlschrank kühl. Wem das zu zeitaufwendig ist, kann auch Rosenwasser verwenden.

Ayurveda empfiehlt zudem Goldwasser für die Haut. Gießen Sie dafür 100 ml Mineralwasser ohne Kohlensäure in ein Glasgefäß, und legen Sie einen sauberen, möglichst dicken Goldring oder -reif hinein. Der Schmuck darf keinen Stein enthalten. Das Wasser wird über Nacht stehengelassen und am nächsten Morgen als Gesichtswasser verwendet. Goldwasser erwärmt die Haut wie Goldschmuck und reduziert so das kalte Kapha.

Wenig Fett, viel Aktivierung

Wenn das Wetter in den regenreichen Monaten auf die Stimmung drückt, benötigt die Haut eine Aufmunterung. Massieren Sie sich morgens vor dem Duschen 10 Minuten. Ayurvedische Spezialisten verwenden dazu rauhe Seidenhandschuhe, kein Öl, eventuell ein wenig Kichererbsenmehl. Die Trockenmassage regt den Kreislauf an, verbessert die Durchblutung und macht wach. Kneten Sie keine Muskeln durch, sondern streichen Sie lediglich fest über die Haut. Die Richtungen sind die gleichen wie bei der Ölmassage (Seite 74 f.). Als Faustregel gilt: immer zum Herzen hin massieren.

Kapha-Öle selbst herstellen

Ist die Haut nicht zu fettig, empfiehlt sich eine wöchentliche Ölmassage. Kochen Sie 2 TL getrockneten Thymian mit der gleichen Menge Rosmarin in 150 ml Wasser auf 1/4 der Menge ein, und filtern Sie die Flüssigkeit. Sie wird in 1/2 l Senföl so lange geköchelt, bis das Wasser verdampft. Danach ist das Öl haltbar. Ölen Sie sich von Kopf bis Fuß ein. Das Thymianöl soll 20 Minuten einziehen und wird dann warm abgewaschen.

Eine Alternative bietet Distelöl, das Sie mit ätherischem Muskatnuß- oder Nelkenöl mischen: Geben Sie 3 Tropfen davon auf 1 EL Distelöl. Die beiden ätherischen Öle sind scharf und bauen das träge Kapha ab. Schwarzkümmelöl ist ebenfalls geeignet: Es regt an und hebt die Stimmung.

Prüfen Sie alle ätherischen Öle in der Ellenbogenbeuge auf ihre Verträglichkeit. Reiben Sie sie nie unverdünnt in die Haut ein, da Allergien bei empfindlichen Menschen möglich sind. In diesem Fall sollten Sie ausschließlich Kräuterabkochungen mit Pflanzenöl verwenden.

Kräuterdämpfe reinigen die Haut

Haben Sie große Poren und eine fettige Gesichtshaut, helfen wöchentliche Dampfbäder. Kochen Sie 2 l Wasser mit 5 EL getrockneten Johannisbeerblättern 15 Minuten auf, und atmen Sie 10 Minuten den Dampf ein. Stellen Sie hierfür am besten eine Schüssel auf den Tisch. Breiten Sie nun ein großes Handtuch über Kopf und Schüssel, so daß der Dampf nicht vorzeitig entweichen kann. Fehlt die Zeit für die Abkochung, geben Sie 3 Tropfen ätherisches Zitronen-, Lemongras- oder Zedernholzöl in 2 l heißes Wasser.

Der Dampf weicht die Haut auf und verstopfte Poren werden gereinigt. Anschließend zieht eine kühle Auflage die Poren wieder zusammen: Tauchen Sie ein Gästehandtuch in kaltes Wasser, wringen Sie es aus, und pressen Sie es auf Stirn, Nase, Wangen und Kinn.

Reinigende Gurkenmaske

Bei unreiner oder fettiger Haut hilft Gurkenwasser mit antiseptisch wirkender Gelbwurz. Sie zerkleinern 1/4 einer geschälten Salatgurke im Mixer oder reiben sie grob, gießen den Saft ab und verrühren 2 EL davon mit 1/2 TL pulverisierter Gelbwurz und 1 gehäuften EL Kichererbsenmehl. Dieser Brei wird bei unreiner Haut abends dünn auf die Gesichtshaut aufgetragen und soll 20–30 Minuten einwirken. Wegen der intensiv gelben Färbung brauchen Sie sich keine Sorgen zu machen: Gelbwurz verfärbt die Haut nicht.

Pflegende Honigmaske

Gönnen Sie Ihrer Gesichtshaut einmal pro Woche eine Honig-
maske. Honig nährt und belebt zugleich. Verrühren Sie 2 EL
kaltgeschleuderten Honig mit 1–2 TL Rosenwasser. Die Masse
wird dünn auf Gesicht und Hals gestrichen. Wer will, rührt
etwas mehr an und bezieht das Dekolleté mit ein. Die pflegende
Maske zieht 30–60 Minuten ein und wird dann mit lauwarmem Wasser abgewaschen. Hilfreich ist dabei ein Schwamm.

Belebende Gewürzmaske

Wenden Sie bei latenter Müdigkeit an trübsinnig stimmenden
Regentagen eine Kräutermaske an: Sie zerreiben getrockneten
Salbei und Rosmarin zu gleichen Teilen im Mörser. Dunkel
und trocken gelagert ist diese Mischung monatelang haltbar.
1 TL davon wird in 1 EL erwärmtem Ghee verrührt und sanft
in die Gesichtshaut massiert. Ruhen Sie, während die bele-
benden Kräuter und das Fett in die Haut einziehen. Nach 20–
30 Minuten spülen Sie die Maske mit warmem Wasser ab.
Die Haut ist nun erfrischt und rosig durchblutet.

Den Körper entschlacken

Stoffwechselschlacken und Wassereinlagerungen im Gewebe
behindern eine optimale Versorgung der Haut und sind häufig Ursache von Hautproblemen. Sie entschlacken den Körper
mit entwässernden Heilpflanzentees über die Blase oder über
das größte Organ, die Haut. Geeignete Teemischungen enthalten Brennesselblätter, Wacholderbeeren oder Selleriesamen: 1 EL der getrockneten Gewürze wird mit 1/4 l kochendem Wasser überbrüht und zieht 15 Minuten. Trinken Sie

den Tee zweimal täglich warm. Eine Alternative ist zimmerwarmer Sauerkrautsaft: 1–2 Gläser pro Tag.

Bei erhöhtem Kapha sind Saunabesuche gewöhnlich gut verträglich. Feuchte Dampfbäder sind weniger zu empfehlen. Das Schwitzen entwässert und entschlackt. Sie sollten in den Übergangsmonaten einmal pro Woche in die Sauna gehen oder zu Hause heißen Kräuter- bzw. Früchtetee trinken, 15 Minuten lang ein Vollbad in 36–38 °C warmem Wasser nehmen und unter einer Wolldecke 1 Stunde ruhen und schwitzen. Verregnete Sonntagnachmittage bieten sich dafür bestens an.

Mit leichter Kost durch die Nässe

Das schwere, feuchte Kapha gleichen leichte, trockene, warme und fettfreie Speisen aus. Dünsten Sie Nahrungsmittel im Dampf anstatt sie in viel Flüssigkeit zu kochen, und trinken Sie nur wenig. Verzichten Sie auf Suppen und Saucen. Trinken und essen Sie niemals Kaltes. Warmes bekommt in Frühling und Herbst besser. Eiscreme und Eiswürfel sollten tabu sein. Da das bei Kindern kaum durchzuhalten ist, kaufen Sie Eis nur an wärmeren Tagen.

Bitter, herb und scharf

Charaka schlägt vor, in den Kapha-Monaten Schweres, Saures und Süßes zu meiden. Bitteres, Herbes und Scharfes hilft, erhöhte Luftfeuchtigkeit und die damit verbundene Kapha-Ansammlung besser zu verkraften. Nicht umsonst wird gerade in den feuchten Tropen am schärfsten gegessen. Jetzt kommen sämtliche Pfeffersorten, Chili, Ingwer und Knoblauch auf den Tisch. Auch Meerrettich und Petersilienwurzel würzen scharf.

Meiden Sie Salz. Man kann auch auf andere Weise schmackhaft würzen. Salz bindet Wasser im Körper. Das ist bei erhöhtem Kapha und der Tendenz zur Wassereinlagerung ungesund. Außerdem facht Salziges den Appetit an. Wenn Sie möchten, können Sie zu einer Prise Mineralsalz greifen. Essen Sie weder Konserven noch Fertiggerichte, da sie viel Salz enthalten.

Verspüren Sie Hunger auf Süßes, greifen Sie zu süßem Obst bzw. Gemüsesorten wie Karotten und Erbsen oder einem Teelöffel Honig, aber nicht zu Süßigkeiten, Schokolade und Kuchen.

Vorsicht ist geboten, wenn Sie einen Hang zu sichtbar roten Äderchen im Gesicht haben. Scharfes wirkt gefäßerweiternd und kann immer mehr der winzig feinen roten Linien auf die Wangen zaubern. Das gleiche gilt für den abrupten Wechsel von heißen und kalten Temperaturen: z. B. Sauna, Dampfbad und Wechselbäder.

Wenn Ablagerungen in den Adern sitzen, Kreislaufstörungen bestehen oder hoher Blutdruck den Organismus belastet, ist die Gefäßerweiterung von Vorteil. Scharfes ist bei ayurvedischen Ärzten dafür bekannt, abgelagerte Kalziumsalze in Arterien oder Venen abzubauen und den Blutdruck zu senken. Dosieren Sie scharfe Gewürze daher überlegt. Eine Prise ist nie gefährlich.

Frühlings- und Herbstgemüse

Herbe und bittere Gemüsesorten sind bestens in der feuchten Zeit geeignet, um Kapha zu senken: grüne Blattgemüse, Chicorée, Lauch, Pilze, grüne Bohnen, Fenchel, Kürbis, Sojabohnen, Zucchini oder Artischocken. Sellerie und Spargel entwässern, das ist ideal. Vom Kohl nehmen Sie nur den leichteren Chinakohl, Blumenkohl oder Brokkoli. Kochen Sie häufig Paprika und Peperoni, rote, leicht bekömmliche Linsen oder gelbe Mungbohnen – beide Sorten belasten nicht wie die übrigen Hülsenfrüchte. Greifen Sie zu scharfen Sprossen, aber blanchieren Sie sie kurz. Verwenden Sie nur selten Kartoffeln, Wurzelgemüse, rote Bete und Rettich. Die unter der Erde wachsenden Sorten erhöhen energetisch das Erdelement und damit Kapha. Gurken, Tomaten, Auberginen und Okras enthalten viel Wasser. Das ist für Kapha ungünstig. Gekochte Zwiebeln schmecken süß und sollten ebenfalls gemieden werden. Rohe sind in Maßen gestattet.

Getreide und Brot

Bei Getreide bietet sich die ganze Palette an, sogar Roggen. Reis sollten Sie dagegen selten essen. Wer Brot mag, ißt getoastetes bzw. älteres Vollkornbrot, Knäckebrot oder Zwieback. Diese trockenen Sorten saugen die überschüssige Feuchtigkeit im Körper auf und helfen austrocknen. Das ist jetzt wichtig. Kaufen Sie nur ungesalzenes Knäckebrot, sonst steigert es den Appetit.

Milchprodukte

Verwenden Sie in der Küche keine Vollmilch, und essen Sie nur wenig kalten Yoghurt oder Frischkäse. Yoghurt ist kalt, schwer und feucht – das sind die charakteristischen Merkmale von Kapha mit seinem Wasser- und Erdanteil. Yoghurt erhöht daher dieses Dosha. Er gilt zu Unrecht als leichte Speise. Wenig Molke, magere Buttermilch oder Ziegenmilch belasten nicht. Da harter Käse als scharf gilt, ist er in feuchten

Kapha-Monaten zwar erlaubt, doch sollten Sie wegen der schweren Verdaulichkeit besser darauf verzichten. Käse liegt lange im Magen, besonders abends.

Frische Früchte in den Übergangsmonaten

Obst kurbelt den Stoffwechsel und die Verdauung an. Essen Sie als Vorspeise etwas – nicht zu süßes – Obst. Ideal ist mittags ein kleiner Salat mit herben Äpfeln oder eine Vorspeise mit Heidelbeeren, Brombeeren oder Preiselbeeren. Beeren können gut mit warmem Blattgemüse gemischt werden. Auch in Kombination mit schwerer verdaulichen Getreidegerichten oder Fleisch- bzw. Fischspeisen schmeckt eine fruchtige Obstsauce. Bevorzugen Sie die wasserarmen Sorten, und meiden Sie Melonen ganz. Probieren Sie gedünstetes warmes Obst; das Obstwasser sollten Sie vorher abgießen. Trockenfrüchte runden das Angebot ab. Alle klebrig süßen Früchte wie Feigen, Datteln, Kakis oder Obst in Sirup essen Sie während der Kapha-Phasen bitte nicht.

Fleisch und Fisch

Fleisch gilt als süß, ebenso Süßwasserfische und gezüchtete Shrimps. Seefisch und Meeresfrüchte sind dagegen salzig. Da beide Geschmacksrichtungen Kapha erhöhen, sind sie nur als Abrundung einer Mahlzeit in kleinsten Mengen gestattet: 100 g pro Person. Huhn, Wild und Kalb sowie Süßwasserfische und Meeresfrüchte sind mager.

Maximal zweimal pro Woche können Sie rajasische Lebensmittel verzehren: helles Fleisch oder Fisch. Gebratenes oder Fritiertes ist zu fett. Rajas aktiviert, erhöht Pitta und schadet in kleinen Portionen dem zur Trägheit neigenden Kapha nicht.

Im Gegenteil: Es putscht auf. Essen Sie öfter Tofu statt Fleisch. Mariniert läßt er sich geschmacklich gut variieren.

Falls Sie eine vegetarische Ernährung ablehnen, können Sie Fleisch oder Fisch als Vorspeise einplanen. Das verringert die Menge automatisch. Essen Sie an einem Tag nie beides, um die Verdauungsorgane nicht zu überfordern. Danach sättigt ein üppiges Gemüsegericht. Wer schwer Verdauliches wie tierisches Eiweiß und Fett zu Beginn des Menüs serviert, kurbelt die Verdauung an. Fetter und süßer Nachtisch bedeutet Schwerstarbeit für Magen und Darm.

Ist Kapha erhöht, besteht eine Tendenz zur Völlerei. Doch Vorsicht: Die Verdauung ist im Sommer geschwächt. Stoffwechselschlacken bilden sich rascher, und Fett wird in den Zellen gehortet. Da ist Mäßigung das beste Mittel gegen Übergewicht. Verdauungsfördernde Gewürze wie Kümmel helfen. Nach dem Essen empfiehlt sich ein zehnminütiger Spaziergang, da Bewegung den Verdauungsprozeß unterstützt. Achten Sie auf Ihr Eßverhalten besonders bei psychischen Belastungen. Lebensmittel und Süßigkeiten sind kein sinnvoller Ausgleich für Unzufriedenheit.

Das späte Frühstück

Bevor Sie in den Tag starten, sollten Sie sich nicht belasten. Trinken Sie Ihren Lieblingstee aus Früchten, Kräutern oder ein Glas entrahmte Milch beziehungsweise fettarme Ziegenmilch. Als Tee bieten sich alle grünen Sorten an, auch Mate.

• Nehmen Sie sich bei Hunger nach 10 Uhr Zeit für ein kleines Müsli mit Roggen-, Dinkel- oder Haferflocken, Weizenkleie und Leinsamen sowie etwas warmer Magermilch bzw. Molke. Das Obst darf nicht zu süß sein: Äpfel, Birnen,

Trockenfrüchte und Dörrpflaumen sind sehr zu empfehlen. Grapefruits und Pomelos sind als herbe Zitrusfrüchte ebenfalls geeignet. Süßen Sie mit etwas eingedicktem Birnen- oder Apfelsaft.

- Eine Alternative bietet gedünstetes, warmes Obst: Äpfel, Birnen, Rhabarber, Schlehen oder Quitten mit Preiselbeeren, Heidelbeeren, Brombeeren. Dazu knabbern Sie Knäckebrot oder Zwieback.
- Roggenbrot schmeckt als spätes Frühstück mit frisch gerührtem Heidelbeer-, Walderdbeer- oder Preiselbeermus: Für eine Portion werden 3 EL Beeren mit 1 TL Honig im Mixer püriert. Sie können auch 3 entsteinte Aprikosen zu Fruchtmus verarbeiten. Es schmeckt köstlich mit Zitronenmelisse oder Minze.

Das Mittagessen in Frühling und Herbst

Eine ayurvedische Regel besagt: Mittags kommt die Hauptmahlzeit. Doch übertreiben Sie in Frühling und Herbst nicht. Wohl bleibt zwischen 12 und 14 Uhr die Verdauung stark, doch lagert der Körper in dieser Jahreszeit gern Fett an. Alle kalorienreichen Zubereitungen sind zu meiden, ebenso Nüsse, Mandeln und Kerne. Verwenden Sie nur winzige Mengen Sonnenblumen- und Distelöl, Butter oder Ghee. Senföl wird gegen Kapha bei Massagen empfohlen, ist jedoch für den Verzehr ungeeignet.

Spargel mit Jakobsmuscheln und Kerbelsauce

1 kg weißer Spargel	1 Zitrone
1 kg grüner Spargel	Agar Agar
2 Bund Kerbel	8 Jakobsmuscheln
1/4 l Gemüsebouillon	1 gehäufter TL Butter
1/2 TL grüner Pfeffer	2 Prisen Currypulver
1 Prise Anis	

Der weiße Spargel wird der Länge nach geschält, der grüne nur im unteren Drittel. Die Schnittstellen werden waagerecht gekappt. Kochen Sie die Sorten getrennt in je 2 l Wasser. Währenddessen waschen Sie den Kerbel, tupfen ihn trocken und kochen die Gemüsebouillon auf die Hälfte ein. Dann geben Sie den Kerbel in die Bouillon, pürieren und würzen mit Pfeffer, Anis und Zitrone. Sollte die Sauce zu dünnflüssig sein, kochen Sie sie einmal auf und geben 1/4 TL von dem pflanzlichen Bindemittel Agar Agar hinzu.

Schneiden Sie nun den schwarzen Bart von den frischen Jakobsmuscheln ab, waschen Sie sie und tupfen Sie sie trocken. Erhitzen Sie die Butter, streuen Sie Curry hinein, und drosseln Sie die Hitze. Butter wird rasch dunkel. Jetzt legen Sie die Muscheln in die Butter und lassen sie sanft auf jeder Seite 1–2 Minuten braten. Servieren Sie die Muscheln auf der Kerbelsauce neben dem Spargel.

Radicchiorouladen mit Sellerie

1 Knollensellerie	1 Bund Schnittlauch
1 cm Ingwer	1 TL roter Pfeffer
1/2 TL Bockshornklee-	helle Sojasauce
samen	1 großer Radicchio
3/8 l Gemüsebouillon	1 EL Sonnenblumenöl
1 Karotte	1 Orange

Schälen und würfeln Sie den Sellerie. Er wird zusammen mit dem kleingehackten Ingwer und dem Bockshornklee in 1/4 l Gemüsebouillon gegart und dann püriert. Die Karotte wird geputzt und fein gerieben. Den Schnittlauch wiegen Sie fein. Rühren Sie Karotte, Schnittlauch und zerstoßenen Pfeffer unter den Selleriebrei. Schmekken Sie mit Sojasauce ab.

Vom Radicchio entfernen Sie die äußeren Blätter und nehmen dann 8 große Blätter ab. Sie werden in wenig Wasser 2 Minuten blanchiert. Dicke Rippen schneiden Sie flach. Geben Sie je 1 EL der Selleriemischung auf ein Radicchioblatt, schlagen Sie die Längsseiten ein, und rollen Sie die Blätter zu kleinen Rouladen zusammen. Ein Zahnstocher hält sie zusammen. 1 EL der Füllung sollte übrigbleiben.

Die Rouladen werden in Öl von allen Seiten angebraten, mit der restlichen Gemüsebouillon abgelöscht und etwa 5 Minuten gegart. Stellen Sie die Gemüserouladen warm, gießen Sie den Saft 1 Orange in die Pfanne, geben Sie die restliche Füllung dazu, und lassen Sie alles auf hoher Flamme einkochen. Gewürzt wird mit Sojasauce. Servieren Sie die Radicchiorouladen in der Sauce.

Rote Linsen mit Kürbis

150 g Kürbis	1/2 TL Kreuzkümmel
200 g rote Linsen	1/2 TL Koriander
1 TL Tamarinde	1 TL Ghee
2 Knoblauchzehen	1 Prise Steinsalz
1 grüne Chili	

Als Vorbereitung schälen und würfeln Sie den Kürbis sehr klein. Er sollte zur gleichen Zeit gar sein wie die Linsen – in etwa 20 Minuten. Die Tamarinde wird 1/2 Stunde in wenig warmem Wasser eingeweicht. Dann drücken Sie sie aus und verwenden nur das Wasser.

Der Knoblauch wird geschält, mit der entkernten Chili in winzige Stückchen gehackt und mit allen Gewürzen – außer Salz – im Ghee 1 Minute angebraten. Löschen Sie mit dem Tamarindenwasser ab, geben Sie das Gemüse dazu, und setzen Sie einen Deckel auf. Sehen Sie gelegentlich nach, ob die Flüssigkeit verdampft ist. Wenn das der Fall ist, sollten Sie etwas Wasser nachgießen. Schmecken Sie mit Salz ab. Wer möchte, streut Schnittlauchröllchen oder Koriandergrün darüber. Dazu paßt Reis, Roggenbrot oder grünes Blattgemüse.

Buchweizengrütze mit Pilzsauce

100 g Buchweizengrütze	1/2 Bund Blattpetersilie
1/2 l Gemüsebouillon	1 rote Zwiebel
200 g Champignons	3 EL Yoghurt
4 kleine Chicorées	schwarzer Pfeffer

Rösten Sie die Buchweizengrütze trocken in einer Pfanne, und gießen Sie dann so viel Gemüsebouillon an, daß die Grütze bedeckt ist. Einmal aufkochen und ca. 30 Minuten auf kleiner Flamme quellen lassen.

Jetzt haben Sie Zeit für die Gemüsebeilage: Putzen Sie Pilze und Chicorées. Die Pilze werden blättrig geschnitten. Die Chicorées halbieren Sie, schneiden keilförmig den bitteren, unteren Kern heraus und entfernen die äußeren Blätter. Die Petersilie wird feingehackt. Die Pilze braten Sie in einer beschichteten Pfanne fettfrei mit der gewürfelten Zwiebel an, löschen mit 2–3 EL Gemüsebouillon ab und lassen das Ganze 2 Minuten köcheln. Dann ziehen Sie die Pilze vom Herd, rühren Yoghurt und Petersilie unter und pfeffern. Vorsicht: Die Pilze dürfen nicht mehr kochen, sonst flockt der Yoghurt aus! Die Chicorées werden in wenig Wasser weich gedünstet.

Formen Sie mit 2 kalten Löffeln kleine Bällchen aus der Grütze, und richten Sie sie auf der Pilzsauce an. Daneben legen Sie die Chicorées.

Gemüsereis mit Kürbis-Chutney

200 g Basmatireis	1 Bund Frühlingszwiebeln
0,1 g Safranfäden	1 TL Sonnenblumenöl
1 Bund grüner Spargel	1/4 TL Kardamom
100 g Sojabohnensprossen	1/2 TL roter Pfeffer

Der Reis wird in Wasser mit den Safranfäden gekocht. Das dauert etwa 20 Minuten, da Basmatireis verhältnismäßig hart ist. In dieser Zeit schälen Sie den Spargel im unteren Drittel, schneiden ihn in 5 cm lange Stücke, waschen die Sprossen, putzen die Frühlingszwiebeln und schneiden sie in Röllchen. Der Spargel kocht 10 Minuten in sprudelndem Wasser. Die Frühlingszwiebeln braten Sie im Öl kurz an, geben dann den abgetropften Spargel dazu und lassen das Gemüse unter Rühren nicht zu weich werden. Geben Sie für 1 Minute die Sojabohnensprossen dazu. Sie sollen knackig bleiben! Ist das Gemüse fertig, rühren Sie vorsichtig den Reis unter und würzen. Dazu paßt ein Kürbis-Chutney.

Kürbis-Chutney

150 g Kürbis	*1 EL Rohrzucker*
2 cm Ingwer	*2 Orangen*
1/2 TL roter Pfeffer	*1/2 Bund Minzeblätter*
3 Kardamomkapseln	

Der Kürbis wird kleingewürfelt, der Ingwer gerieben, der Pfeffer im Mörser zerstoßen. Kochen Sie das Kürbisfleisch mit den Gewürzen, dem ganzen Kardamom und dem Zucker in 2–3 EL Wasser. Wenn der Kardamom weich ist und fast zerfällt, fischen Sie ihn heraus, gießen den Orangensaft zu, rühren die gewaschenen Minzeblätter unter und lassen das Chutney abkühlen. Es paßt auch zu hauchdünnen Kalbsschnitzeln oder gedünsteten Fischfilets.

Scharfe Roggennudeln

300 g Roggennudeln	*1 grüne Chili*
100 g Blattspinat	*1 Knoblauchzehe*
4 gelbe Peperoni	*1 TL Olivenöl*
1 rote Paprika	

Kochen Sie Roggennudeln von beliebiger Form, aber lassen Sie sich keine gefärbten Nudeln verkaufen! Roggennudeln haben eine längere Kochzeit als Weizennudeln. Der Spinat wird gewaschen und verlesen, die Peperoni und Paprika gewaschen, geputzt und dann in schmale Streifen geschnitten. Die Chili entkernen und schneiden Sie in winzige Stückchen.

Braten Sie die in dünne Scheibchen geschnittene Knoblauchzehe im Öl an, und geben Sie Paprika und Peperoni dazu. Das Gemüse zieht schnell Wasser, sollte aber häufig umgerührt werden. Den tropfnassen Spinat lassen Sie in einem Topf auf großer Flamme in sich zusammenfallen und pürieren ihn. Er kommt zum Gemüse, das noch einmal aufgekocht und dann mit den Nudeln serviert wird.

Waschen Sie sich gründlich die Hände, nachdem Sie Chilis angefaßt haben: Die ätherischen Öle bleiben an der Haut haften und verursachen bei Berührung mit den Augen oder Schleimhäuten starkes Brennen.

Knoblauchtofu

2 Knoblauchzehen	*1 Bund Frühlingszwiebeln*
400 g Tofu	*1/2 kleiner Chinakohl*
dunkle Sojasauce	*1 grüne Paprika*
2 EL Olivenöl	*1 EL heller Sesam*

Zerdrücken Sie die geschälten Knoblauchzehen, schneiden Sie den Tofu in schmale Streifen, beträufeln Sie ihn reichlich mit Sojasauce, und streuen Sie den Knoblauch darüber. Marinieren Sie ihn 30 Minuten. Anschließend braten Sie den Tofu im Öl mit kleingehackten Frühlingszwiebeln, in Streifen geschnittenem Chinakohl und der gewürfelten Paprika unter stetem Rühren. Bestreuen Sie alles vor dem Servieren mit Sesam.

Trockenfrüchtecurry

10 ganze Mandeln	*1 rote Chili*
12 getrocknete Aprikosen	*1 Knoblauchzehe*
8 getrocknete Feigen	*2 TL Ghee*
1 EL Rosinen	*5 EL abgetropfter Yoghurt*
2 cm Zimtstange	*1 EL Sonnenblumenkerne*
1 Nelke	*Mangopulver*
1 cm Ingwer	

Weichen Sie die Mandeln und Früchte getrennt in warmem Wasser 1 Stunde ein. Zimt, Nelke, geriebener Ingwer, kleingehackte Chili und gewürfelter Knoblauch werden in 1 TL Ghee unter kräftigem Rühren 1 Minute angebraten. Dann nehmen Sie die Gewürze vom Herd, entfernen Zimt und Nelke und pürieren alles mit dem Yoghurt und den Sonnenblumenkernen. Rühren Sie das Einweichwasser der Früchte unter, und lassen Sie die Masse 15 Minuten köcheln.

Erhitzen Sie währenddessen das restliche Ghee, geben Sie die in Streifen geschnittenen Trockenfrüchte und die abgezogenen Mandeln dazu, lassen Sie sie wenige Minuten braten, und gießen Sie dann alles in die Yoghurtsauce. Vor dem Servieren wird das Curry mit süßlichem Mangopulver bestreut. Dazu schmeckt Reis, mit Safran oder abgeriebener Zitronenschale gewürzt.

Hähnchen auf Fenchel

400 g Hühnchenbrust	*2 Fenchel mit Grün*
1 TL Distelöl	*1/8 l Gemüsebouillon*
weißer Pfeffer	*2 Birnen*
1/2 TL Fenchelsamen	*1/2 Bund Zitronenmelisse*
1 Grapefruit	

Schneiden Sie die rohe Hühnchenbrust in Streifen und braten Sie sie im Öl kurz an. Sie wird gewürzt und mit dem Saft der Grapefruit abgelöscht. Nach gut 10 Minuten sind die Fleischstreifen weich und gar.

Der Fenchel wird geputzt, vom Grün befreit und in schmale Stifte geschnitten in der Bouillon gegart. Er sollte Biß behalten. In der Zwischenzeit schälen und achteln Sie die Birnen. Lassen Sie sie die letzten 2 Minuten mit dem Fenchel garen. Streuen Sie feingehackte Melissenblätter und das Fenchelgrün darüber, breiten Sie das Gemüse-Obst auf einer Platte aus, und servieren Sie die Hähnchenstreifen darauf.

Hasenfilets mit Herbstgemüse

1 Kartoffel	1 TL Sonnenblumenöl
1/2 Sellerieknolle	2 Schalotten
1/2 TL Koriandersamen	2 EL frische Preiselbeeren
300 g Brokkoli	weißer Pfeffer
1 EL Mandelblätter	1/8 l Gemüsebouillon
2 Hasenfilets	

Schälen und zerkleinern Sie Kartoffeln und Sellerie, lassen Sie das Gemüse mit den Koriandersamen 15 Minuten in wenig Wasser kochen. Es wird dann mit dem Mixstab püriert. Den Brokkoli waschen und putzen Sie. In Röschen geteilt wird er in etwas Wasser gedünstet und später mit trocken in der Pfanne gerösteten Mandelblättern garniert.

Die Hasenfilets braten Sie im Öl an, lassen die kleingehackten Schalotten mit braun werden und geben erst dann die zerdrückten Preiselbeeren, Pfeffer und etwas Gemüsebouillon dazu. Die Filets werden auf der Preiselbeersauce serviert.

Stör auf roter Bete

2 rote Beten	200 g Mangold
1 Lorbeerblatt	1 weiße Zwiebel
1 Nelke	2 TL Olivenöl
1–2 TL eingedickter	400 g Störfilet
Birnensaft	1 Grapefruit
1/2 TL Anis	

Die roten Beten werden ganz in wenig Wasser mit Lorbeer und Nelke 30 Minuten gedünstet. Anschließend gießen Sie das Kochwasser ab, entfernen die Gewürze, schälen die Knollen, schneiden sie in kleine Würfel und würzen mit Birnensaft und frisch zerstoßenem Anis.

Der Mangold wird verlesen, gewaschen und von dicken Rippen befreit. Dann dünsten Sie die in dünne Ringe geschnittene Zwiebel in 1 TL Öl glasig, geben den tropfnassen Mangold dazu und lassen die Blätter in 10 Minuten weich köcheln.

Das Gemüse stellen Sie warm und bereiten nun den Fisch zu: Die Filets müssen gewaschen, trockengetupft und mit Grapefruitsaft beträufelt werden. Die Störfilets braten Sie von beiden Seiten 2 Minuten im restlichen Öl an und lassen sie bei reduzierter Hitze unter einem Deckel weich ziehen. Servieren Sie den Fisch auf der roten Bete, und legen Sie die grünen Mangoldblätter daneben.

Zandergratin mit Lauch

400 g Zanderfilet	*1/8 l Gemüsebouillon*
2 Zitronen	*4 EL Sprossen (Alfalfa,*
2–3 Stangen Lauch	*Rettich oder Mungbohnen)*
1/2 TL grüner Pfeffer	*1–2 Zwieback*
etwas Ghee	*1 EL Butter*

Waschen und säuern Sie die in größere Stücke zerschnittenen Fischfilets. Der Lauch wird geputzt, gewaschen, in 1 cm breite Ringe geschnitten und gepfeffert. Geben Sie das Gemüse in eine feuerfeste, eingefettete Form, setzen Sie die Fischstücke darauf, und gießen Sie die Bouillon an. Zugedeckt dünsten Sie Gemüse und Fisch im vorgeheizten Backofen bei 200 °C 10–15 Minuten. Währenddessen waschen Sie die Sprossen und blanchieren sie 20 Sekunden in heißem Wasser.

Dann nehmen Sie den Deckel ab, bestreuen alles mit zerbröseltem Zwieback, setzen kleine Butterflöckchen auf die Fischstücke, und lassen das Gratin aufgedeckt noch 2–5 Minuten braun rösten. Es wird mit Sprossen bestreut serviert.

Das Abendessen in Frühling und Herbst

Achten Sie darauf, daß das Abendessen bereits gegen 19 Uhr beendet ist. Machen Sie auch am Wochenende oder in den Frühlings- bzw. Herbstferien keine Ausnahme, sonst sind die Kalorien schnell im Körper gehortet, statt in Energie umgewandelt.

Scharfe Karottensuppe

1 rote Zwiebel
1 TL Sonnenblumenöl
500 g Karotten
1/2 l Gemüsebouillon
2 rosa Grapefruits

1 EL frisch geriebener
Meerrettich
1 TL roter Pfeffer
2 EL Sonnenblumenkerne

Schneiden Sie die Zwiebel in feine Würfel und braten Sie sie im Öl an. Die Karotten werden geputzt, in kleine Würfel geschnitten, mit der Gemüsebouillon zu den glasigen Zwiebeln gegeben, weich gedünstet und mit dem Mixstab püriert. Jetzt gießen Sie den Saft einer Grapefruit an, rühren den Meerrettich unter und peffern. Vor dem Servieren rühren Sie das feingeschnittene Fruchtfleisch der zweiten Grapefruit unter. Die weißen Häutchen müsssen ganz entfernt sein. Mit trocken in einer Pfanne gerösteten Sonnenblumenkernen bestreuen Sie die Suppe.

Gemischte Paprika

2 rote Paprika
1 gelbe Paprika
1 grüne Paprika
1 TL Olivenöl

1/2 TL Anis
1/2 TL Fenchel
2 Zweige Oregano

Die Paprika werden geputzt, entkernt und von inneren Häuten befreit. Dann schneiden Sie sie längs in 2 cm breite Streifen. Erhitzen Sie das Öl, geben Sie die Gewürze im Ganzen hinein, und braten Sie die Paprikastücke von beiden Seiten an. Nach 5–7 Minuten sind sie weich genug und werden mit frischen Oreganoblättchen bestreut serviert. Gebratene Paprika passen gut zu Getreide, hellem Fleisch oder Fisch. Auch in Kombination mit Zucchini schmecken sie sehr gut.

Getränke

Eineinhalb Liter Flüssigkeit reichen pro Tag. Rechnen Sie Milch, Suppen und Obst mit. Die Getränke sollten stets heiß sein: zum Beispiel heißes Wasser, Ingwerwasser (Seite 104) oder Tee aus aufgebrühten, verdauungsfördernden Gewürzen wie Fenchel, Sellerie und Kreuzkümmel. Dafür geben Sie 1 gehäuften TL getrocknete, ganze Gewürze auf 1/4 l kochendes Wasser und lassen sie 15 Minuten ziehen. Probieren Sie das bei Indern so beliebte Pfefferwasser: 1 gehäufter EL schwarze und grüne Pfefferkörner – eventuell plus einige Korianderkörner oder Kardamom – werden in 1 l Wasser 20 Minuten lang gekocht. Statt Pfeffer eignen sich auch 5–8 frische Chilischoten im Ganzen. Halten Sie das Gewürzwasser in einer Thermoskanne warm und trinken es über den Tag verteilt.

Tagsüber bieten sich Kräuter- oder Früchtetees an, eventuell mit etwas Honig gesüßt. Kaffee, schwarzer oder grüner Tee und Mate sind erlaubt – jedoch nicht mit Milch, Sahne oder Zucker. Eine interessante Alternative bietet Zichorienkaffee, bekannt unter dem Namen Getreidekaffee.

Meiden Sie Fruchtsäfte. Sie sind zu sauer. Das gleiche gilt für Zitrone zum Tee. Zum Abendessen paßt ein Glas nicht zu kalter Weißwein. Alle übrigen Alkoholika sind ungünstig: Sie machen bei erhöhtem Kapha müde und träge.

Trinken Sie vor den Mahlzeiten nichts, eventuell einen warmen Ayurveda-Aperitif (Seite 40). Nach dem Essen fördert eine Tasse heißes Wasser die Verdauung.

Matetee

2 gehäufte TL Mateblätter   1/2 rosa Grapefruit
1/4 l Wasser

Überbrühen Sie die grünen Mateblätter mit kochendem Wasser. Lassen Sie den Tee 3 Minuten ziehen, wenn Sie eine anregende Wirkung erzielen wollen. Nach 5 Minuten entfalten sich die beruhigenden Wirkstoffe. Den frisch gepreßten Saft 1/2 Grapefruit gießen Sie dazu. Mate hat eine zusammenziehende Wirkung, schmeckt herb und ist daher ideal bei erhöhtem Kapha. Sie sollten den Tee nicht süßen. Mate ist koffeinhaltig.

Zitronen-Minze-Tee

1/2 Bund grüne oder rote   1 TL Blüten- oder reiner Laven-
Minze   delhonig
1 Stengel Zitronengras

Übergießen Sie die Minzeblätter und das in 2 cm lange Stücke geschnittene Zitronengras mit 1/2 l kochendem Wasser, und lassen Sie den Tee 15 Minuten ziehen. Dann rühren Sie den Honig ein. Das Aroma des Zitronengrases wird intensiver, wenn Sie den Stengel zuvor mit einem breiten Messer flachklopfen. Der Tee wirkt erfrischend. Wer ihn nicht süß mag, läßt den Honig weg und gibt einen Spritzer Orangensaft in die Tasse. Sie können die Minzeblätter mitessen.

Sex in Frühjahr und Herbst

Im Frühling und Herbst, wenn Kapha sich erhöht, ist Sex dreimal pro Woche gesund. In dieser Zeit besitzt der Körper viel Ausdauer. Sie ist für eine gesunde Sexualität wichtiger als die im Sommer durch Pitta genährte Leidenschaft. Dennoch optimieren Sie Ihr Sexualleben, wenn Sie Pitta mit der Nahrung stärken. Das ist einfach, weil sich die empfohlenen Geschmacksrichtungen für Kapha und Pitta gleichen: Speisen Sie bitter und herb und würzen Sie süßlich. Ayurvedische Ärzte empfehlen, den Geschlechtsakt sorgfältig zu planen und sich angemessen zu stärken. Auf diese Weise sind Energie, Durchhaltevermögen und Lust ausreichend vorhanden.

Folgendes sollten Sie berücksichtigen: Wer durch die tamasische Energie gelenkt ist, weil er z. B. viel Fett, Fleisch, Wurst oder Fisch, Konserven und Fast food konsumiert oder regelmäßig Medikamente einnimmt, kann träge oder desinteressiert reagieren. Das führt im sexuellen Bereich zu mangelnder Attraktivität und Gleichgültigkeit oder aber zum Gegenteil: extremer Begierde und dem Wunsch nach exzessivem Sex. Beides wertet Ayurveda negativ. Eine sattvische Ausrichtung fördert nicht nur eine moralisch einwandfreie Lebensweise, sie fördert auch die Lust.

Scharfe Verjüngungsmittel

Mit Verjüngung ist hier nicht Faltenglättung gemeint, sondern eine Steigerung der Energie. Erhitzen Sie 2 gehäufte TL Ghee mit 1 EL Sesamöl, braten Sie darin 4 gehäufte EL getrocknete lange Pfefferfrüchte von allen Seiten an, und zermahlen Sie sie anschließend im Mörser. Dieses Pulver geben Sie in ein sauberes Stück Baumwollstoff – z. B. ein Stofftaschentuch – und legen es in ein Küchensieb. Das Sieb muß in einem Topf mit kochendem Wasser hängen, so daß die Pfeffermasse im Dampf schwebt. Nach etwa 1/2 Stunde verwandelt sich das Pfefferpulver in eine festere Paste, die trocken und dunkel gelagert wird. Nehmen Sie bei Bedarf täglich 1/2 TL mit warmer Milch oder gekochtem Reis sowie etwas flüssigem Ghee ein.

147

Alternativ dazu können Sie auch eine Abkochung aus getrockneten Spargelwurzeln herstellen: 1 gehäufter EL Wurzeln wird mit 1/2 TL zerstoßenem schwarzem Pfeffer in 150 ml Wasser auf 1/4 der Flüssigkeit eingeköchelt. Dann seihen Sie ab und kochen die Flüssigkeit erneut mit 4 EL Ghee auf kleiner Flamme. Das Wasser soll vollständig verdampfen. Von diesem aufbereiteten Ghee nehmen Sie täglich 1/2 TL, den Sie am besten unter gekochtes Essen mischen. Es ist einige Wochen haltbar und sollte dunkel, aber nicht im Kühlschrank stehen.

Aufputschende Kost

Kapha sorgt für körperliche und psychische Kraft, doch die Leidenschaft ist ein Prinzip von Rajas. In Maßen genossen putschen rajasische Speisen auf: scharfe Gewürze und Gemüse wie Paprika, Peperoni, Meerrettich, Petersilienwurzel, etwas mageres Fleisch, z. B. Wild, Kalb oder Geflügel, und in Öl Gebratenes oder Fritiertes. Bevorzugen Sie das Fleisch von Hähnen; es steht im Ruf, Kraft zu verleihen. Auch ein Glas Wein stimuliert – aber nur eines!

Sport in den Übergangsmonaten

Der Körper benötigt im feuchten Frühjahr und Herbst viel Bewegung. In dieser Zeit ist es warm genug, so daß Sie gefahrlos draußen trainieren können: Fordern Sie sich! Bei erhöhtem Kapha ist eine natürliche Kreislaufspritze täglich notwendig. Wer sich nicht selbst motivieren kann, sollte sich Sportfreunde suchen oder sich zu Trainingsstunden anmelden.

Schwingen Sie sich für eine Stunde auf das Rad, joggen Sie morgens, oder wandern Sie am Wochenende. Alle Ausdauersportarten sind geeignet, da der hohe Kapha-Stand das notwendige Durchhaltevermögen garantiert. Strengen Sie sich bei Ballspielen an, und bemühen Sie sich bei einer neuen Sportart, Ihr Bestes zu geben. Leben Sie aktiv. Entspannungsübungen eignen sich bei erhöhtem Kapha nicht. Sie würden Sie unnötig beruhigen. Ungünstig sind Sportarten im Sitzen: Reiten oder Segeln. Sie fordern nicht genug. Dauerlauf, Langlauf, Tennis, Golf, Rudern und Kanufahren dagegen belasten gut.

Wer sportlicher Betätigung gar keinen Reiz abgewinnen kann, orientiert sich an den Empfehlungen des Ayurveda: In Zeiten erhöhten Kaphas ist häufiger Sex gesundheitsfördernd.

Im Frühjahr und Herbst reisen

Verreisen Sie in den Übergangszeiten nicht ans Meer, in Regengebiete, in kühle Länder mit hoher Luftfeuchtigkeit oder in die Tropen. Feuchtes Klima laugt Sie aus. Suchen Sie sich trockene, wärmere Landstriche.

Anregend sind Orte, an denen viel geboten wird und Sie Abwechslung erleben: z. B. Großstädte, Ausstellungen, Sportereignisse, Festivals oder fremde Kulturen. Meiden Sie Ruhe und Vertrautes. »Kulturbanausen« sollten im Frühlings- und Herbsturlaub verstärkt Sport treiben oder wandern.

Frühjahrs- und Herbstziele

Ideal sind längere Reisen im kühleren Frühjahr oder Herbst. Sie steigern das leichte Vata und gleichen das schwere Kapha aus. In den Übergangszeiten bekommen Rundreisen gut. Es schadet bei erhöhtem Kapha keineswegs, auf Trab zu bleiben. Jeden Tag eine neue Stadt, ein neues Bett – das hält aktiv und löst Sie aus dem alltäglichen Trott. Die geistige Anregung von Studienreisen und Besichtigungstouren wird in Frühjahr und Herbst gut aufgenommen. Im heißen Sommer putschen sie zu sehr auf und lösen rasch Reizbarkeit aus. Im Winter rauben sie die letzten Reserven. Südeuropa, Vorderasien und Nordafrika, die USA mit Ausnahme der regenreichen Pazifikküste und dem tropischen Süden bieten interessante Ziele. Diese Länder garantieren warme Trockenheit, bieten häufig eine scharfe Küche und viel Neues. Bei erhöhtem Kapha vertragen Sie Kurztrips – auch in Großstädte – gut. Planen Sie die Shoppingtour in New York während der Kapha-Monate.

Im nassen Herbst und Regenwinter sind milde Mittelmeerzonen günstig, aber Sie sollten sich nicht direkt am Meer oder auf kleinen Inseln aufhalten. Hier erhöht sich das Wasserelement, das Kapha prägt. Auch das Gebirge ist ein geeigneter Ferienort. Dort tanken Sie das Luftelement auf, das in der Kapha-Phase sinkt. Skifahrer frönen ihrem Lieblingssport am besten im wärmeren Spätwinter und Frühjahr. Für Abenteuerlustige ist eine Wüstentour überlegenswert.

Berge, felsige Landschaften und ausnahmsweise das Meer bieten attraktive Ziele im Frühjahr und frühen Sommer für Heuschnupfenpatienten. Juckende Augen und eine laufende Nase sind Symptome zu hohen Kaphas. Eine Fernreise kann jetzt gesundheitsfördernd wirken, da Sie so den heimischen Pollen entfliehen.

Fernreisen

Einer der stärksten Eingriffe in den menschlichen Biorhythmus ist – neben Nacht- und Schichtarbeit – der Zeitzonensprung während Flugreisen. In München am 15.1.1999 um 18.30 Uhr bei −5 °C losgeflogen, kommt man zwölf Stunden später in Delhi nicht um 6.30 Uhr, sondern um 2 Uhr nachts bei +25 °C an. Die innere Uhr befindet sich schon in der Kapha-Phase des Vormittags, doch die Dunkelheit draußen zeigt noch die nächtliche Vata-Zeit an. Das muß der Körper verkraften. Das notwendige Durchhaltevermögen dazu steht am ehesten in der Kapha-Zeit zur Verfügung. Sie schenkt viel Energie. Wer eine Kapha-Konstitution besitzt, übersteht Strapazen wesentlich besser als Menschen mit einer Vata-Tendenz.

Bereiten Sie sich mit Ruhe, viel Schlaf, Ölmassagen und leichten, aber süßen Minimahlzeiten auf Fernreisen vor, damit Vata – das Dosha der Bewegung – nicht zu sehr anschwillt.

- Essen Sie am Tag vor dem Flug eine Gemüsesuppe aus gelben Mungbohnen. Kochen Sie sich frische Karotten oder Zuckerschoten, und essen Sie etwas Reis. Auch ein Weizenbrei mit gedünstetem, süßem Obst ist angemessen. Diese Speisen bauen Vata ab. Essen Sie kein Fleisch, abends keine Milchprodukte, und geben Sie etwas Nußöl oder Ghee an das warme Essen.

- Am Abend vor der Reise ölen Sie den Körper mit Sesamöl ein – auch Kopfhaut, Ohren sowie Fußsohlen. Lassen Sie das Öl 1/2 Stunde einziehen und baden Sie dann bei 36–38 °C mit einem Zusatz aus Lavendelblüten, Melissenblättern oder Orangenschalen: 5 EL in 2 l kochendem Wasser 15 Minuten ziehen lassen, filtern und den Sud ins Badewasser gießen. Alternativ dazu können Sie auch ein beruhigendes Badeöl verwenden.

- Während des Flugs essen Sie gesalzene Nüsse, mitgenommenes süßes Obst und einige Mandeln. Die aufgewärmten Fertiggerichte belasten den Magen unnötig. Trinken Sie pro Stunde ein Glas Wasser.
- Cremen Sie schon im Wartebereich Gesicht, Hände und Lippen großzügig ein; und wiederholen Sie das alle zwei bis drei Stunden. Andernfalls trocknet die Haut aus. Ein rauher Hals oder Husten plagt häufig am Ziel. Beugen Sie mit einem Schal vor, und atmen Sie im Flugzeug nur durch die Nase.
- Die zweite Gefahr bei erhöhtem Vata ist Verstopfung. Trinken Sie in den ersten Urlaubstagen viel frische Fruchtsäfte und stilles Mineralwasser. Vorsicht: Schwarzer Tee stopft.
- Akzeptieren Sie nach der Landung die veränderte Tageszeit. Legen Sie sich hin, solange es dunkel ist – auch wenn Sie nicht schlafen können. Stehen Sie auf und bewegen Sie sich, wenn es hell wird. Schlafen Sie nie am Tag, sonst gewöhnt sich Ihr Organismus nicht an den neuen Rhythmus. Die Doshas passen sich dem Hell-Dunkel an und prägen nach einer Umgewöhnungsphase wieder die gewohnten Tageszeiten.
- Ernähren Sie sich die ersten Tage vegetarisch, geben Sie etwas Salz an das Essen, schlemmen Sie süßes Obst, und trinken Sie bis zu 3 l Flüssigkeit täglich. So gleichen Sie Vata rasch aus und können Ihren Urlaub genießen. Beim Rückflug sollten Sie sich genauso verhalten.

Kuren und Fasten

Die traditionelle Zeit für Kuren und Fastenurlaube ist bei uns wie in Indien das Frühjahr. Nach dem kalten Winter und der oftmals eingeschränkten Bewegung ist eine Entschlackung sinnvoll. Etliche Menschen möchten einige Pfunde verlieren. Wenn es wärmer wird, fällt das Abnehmen wesentlich leichter. Kombinieren Sie die Diät oder das Fasten mit sportlicher

Aktivität; Fastenwanderungen werden an vielen Orten angeboten. Oder entschließen Sie sich zu der hier im Buch beschriebenen Fastenwoche (Seite 154). Auch Gesundheitskuren bei chronischen Erkrankungen legen Sie am besten in Frühjahr oder Herbst, denn jetzt sind die Temperaturen gut verträglich.

Das Immunsystem bei Regen stärken

Zur Kapha-Zeit ist die Abwehrkraft gestärkt. Im Frühjahr nehmen die T-Zellen zu. Das sind Lymphozyten, die die Immunität garantieren und körperfremde Zellen vernichten. Mediziner nennen sie auch Killerzellen. Kinder leiden im nassen Frühling besonders häufig an Erkältungen. Sie müssen ihr Immunsystem erst aufbauen. Das geschieht im Kontakt mit den krankheitserregenden Bakterien und Viren. Nach einer Krankheit haben sich die Kleinen oft einen entscheidenden Schritt weiterentwickelt.

Ein Stärkungsmittel für die feucht-kalte Jahreszeit ist die scharfe Mischung Trikatu. Lösen Sie täglich 1 TL Pulver in warmem Wasser auf oder vermischen Sie es mit 1 TL Honig. Die Schärfe aktiviert Körper und Geist.

Ein ayurvedisches Hausmittel für die feucht-kalte Jahreszeit ist scharfe Milchhaut. Verrühren Sie 1 EL abgekochte Milchhaut mit den zerstoßenen Samen 1 roten(!) Kardamomkapsel und wenig schwarzem Pfeffer. Die süßliche Haut der Milch stärkt mit den scharfen Gewürzen, ohne zu belasten. Sie können das Rezept über einen längeren Zeitraum ausprobieren. Beim Abnehmen ersetzt es das Abendessen. Sonst nehmen Sie es zum Frühstück.

Trinken Sie bei einer Tendenz zu Übergewicht täglich ein

Glas warmes Wasser mit 1 Spritzer Zitronensaft und 1 TL Honig. Lösen Sie den Honig im Wasser auf, aber kochen Sie ihn keinesfalls auf. Das reduziert seine natürlichen Wirkstoffe. Honig aktiviert den Fettabbau. Eine Alternative ist 1 TL Honig mit 1/2 TL frisch zerstoßenem, schwarzem Pfeffer morgens. Die Mischung gleicht in der turbulenten Übergangsphase vom Winter- auf das Sommerklima und umgekehrt die drei Doshas aus. Da Kapha erhöht ist, verwenden Sie außer 1 TL Honig keine Süßstoffe.

Um Verdauungsbeschwerden und Stoffwechselschlacken vorzubeugen, würzen Sie scharf. Verwenden Sie reichlich Pfeffer, Chilis, Kümmel oder Kreuzkümmel, Ingwer und Knoblauch. So kurbeln Sie eine optimale Verwertung der Nahrung an.

Die Fastenwoche

Am Ende des Frühjahrs speichert der Körper energetisch die feuchte Kälte, um sich mit ihr gegen die nun ansteigenden Temperaturen und die sommerliche Trockenheit zu wappnen. Kapha überwiegt jetzt im Organismus. Lebt man im Freien, ist dieser Schutz notwendig. Doch hinter dicken Mauern, in Häusern mit Klimaanlagen, überdachten Terrassen und fließend Wasser ist diese Vorsorge überflüssig. Das angestaute Kapha muß also ausgeleitet werden. Geschieht dies nicht, setzen die für das Frühjahr typischen Erkältungswellen ein. Ein erstes Kapha-Signal ist Schnupfen. Nicht grundlos bedeutet das Sanskrit-Wort Kapha »Schleim«.

Eine Fasten- und Entschlackungskur baut Kapha ab. Die schweren Wassereinlagerungen und Fettpolster verschwinden.

Je weniger Sie zu sich nehmen, um so mehr Verdauungskraft steht dem gesunden Körper zur Verfügung. Sie arbeitet auch alte Stoffwechselschlacken auf, die in Magen, Darm und dem Gewebe lagern. Übersäuerung ist nur ein Beispiel hierfür.

Chronobiologen fanden heraus, daß die Schilddrüse den Stoffwechsel im Frühjahr verstärkt anregt. Schlacken werden schneller abgebaut, und viele Menschen nehmen jetzt besser ab als im Winter. Schon Charaka empfahl das feuchte Frühjahr für Diäten und Entschlackungskuren.

Gesund fasten

Beim Fasten darf die persönliche Konstitution nicht außer acht gelassen werden. Um sie zu bestimmen, machen Sie den Ayurveda-Test (Seite 58 ff.). Bei ausgeprägtem Vata fasten Sie ein bis zwei Tage – mehr nicht! Energieverlust und Schwäche wären sonst die Folge. Bei Untergewicht, akuter Krankheit, in hohem Alter und während der Schwangerschaft ist das Fasten nicht erlaubt. Das gilt selbstverständlich auch für Kinder bis zum 16. Lebensjahr. Bei einer Neigung zu Pitta fasten Sie drei bis fünf Tage. Bei längeren Fastenzeiten könnte Ihr Verdauungssystem leiden. Bei ausgeprägtem Kapha-Anteil fasten Sie – je nach Gewicht – ein bis drei Wochen. Es wird Ihnen guttun.

Die hier beschriebene Kur ist zu Hause durchführbar, wenn der Hausarzt das Fasten erlaubt hat. Stellen sich währenddessen psychische oder körperliche Beschwerden ein, sollten Sie unverzüglich abbrechen und die Lage mit Ihrem Arzt besprechen. Idealer ist zweifelsohne die Beratung bei einem Vaidya, aber erst wenige Fachärzte dieser Richtung praktizieren in Europa. Nutzen Sie Vorträge und Workshops, die Spezialisten aus Indien bei uns anbieten. Informationen erhalten Sie auf Esoterik-Messen, bei Heilpraktikern und in Apotheken.

Mit ihrer Pancha-Karma-Kur setzen die Inder seit alters her auf eine fettlösliche Entschlackung. Vaidyas lösen mit Hilfe von Ghee oral Stoffwechselschlacken in Venen, Arterien sowie Gewebezellen – Säuren, Kalziumsalze, Cholesterin und Fette. Diese Schlacken lassen sich mit Wasser nicht binden. Eine Ausschwemmung mit Fett ist daher nötig. Die Voraussetzung dafür ist jedoch, daß die Patienten mehr flüssiges Ghee trinken, als der Körper in Energie umwandelt. Unterstützt wird diese Kur mit einer vegetarischen Diät, abführenden Mitteln und Einläufen, unterschiedlichen Schwitztherapien und Ölmassagen. Sie entspannen und helfen gleichzeitig, Schlacken über die Haut auszuscheiden.

Pancha-Karma-Kuren dürfen Sie nicht ohne einen erfahrenen Vaidya durchführen. Die Behandlungen greifen massiv in Stoffwechsel und Versorgung des Körpers ein und belasten selbst Gesunde. Die hier vorgestellte Fastenkur kann dagegen unbedenklich durchgeführt werden. Allerdings sollten Sie vorher immer Ihren Arzt zu Rate ziehen.

Ein exemplarischer Fastentag

Reiben Sie sich nach dem Aufstehen von Kopf bis Fuß mit 2–3 EL pflanzlichem Öl ein: Für normale Haut oder Mischhaut nehmen Sie Distelöl, das Sie eventuell mit 5 Tropfen Zitronenöl mischen. Für fette bzw. unreine Haut eignet sich Senföl, für trockene Haut empfiehlt sich Mandel- oder Jojobaöl. Für leicht entzündliche Haut verwenden Sie Kokosöl. Das aus Kopra gepreßte Kokosöl ist bei Zimmertemperatur fest und weiß. Es muß erwärmt werden. Lassen Sie das Öl 20 Minuten in die Haut einziehen, und duschen Sie es dann mit warmem Wasser und 1 EL Gerstenmehl ab. Dadurch sparen Sie sich das anschließende Eincremen.

- Honigwasser auf nüchternen Magen baut Fett ab und senkt Kapha. Es ist interessant, daß auch hiesige Schulmediziner während des traditionellen Heilfastens Honig verordnen. Trinken Sie morgens ein Glas warmes Wasser, in dem Sie 1 TL kaltgeschleuderten Honig aufgelöst haben. Honig wird von Vaidyas als scharf eingestuft, und Scharfes hilft bei der Gewichtsreduktion. Außerdem aktiviert die warme Flüssigkeit den Darm. Mehr als einen kleinen Löffel sollten Sie pro Tag aber bitte nicht nehmen. Ayurveda propagiert Selbstverantwortung und Disziplin. Ein ethisch orientiertes Leben wäre eine Farce, wenn Gelüste auf Süßes nicht zu kontrollieren wären.

- Nehmen Sie mit viel Kräuter- oder Früchtetee Flohsamenschalen zur Darmreinigung zu sich: 1 EL zwischen 10 und 12 Uhr. In dieser Zeit sind die Verdauungsorgane dank Pitta aktiv. Flohsamen wirken wie Ballaststoffe. Sie quellen, aktivieren den Darm zu verstärkter Eigenbewegung und treiben Schlacken hinaus. Nehmen Sie sie in der Fastenwoche jeden zweiten Tag.

- Eine weitere Fastenhilfe schlucken Sie ebenfalls im Lauf des Vormittags: indische Myrrhe. Dieses natürliche Harz baut Fett ab. Sie erhalten es als pflanzliches Präparat rezeptfrei in Apotheken unter dem Hindi-Namen Guggul. Nehmen Sie täglich 2–3 Tabletten. Auch das Kombipräparat Guggul mit Trifala ist empfehlenswert. Die vitaminreiche Pflanzenmischung ergänzt die eingeschränkte Kost.

- Nach dem Abführen (s. S. 119), einem heißen Bad oder der Sauna lutschen Sie 1 gehäuften TL Chyavanprash. Das ayurvedische Mus aus vitaminreichen Früchten und Gewürzen gilt als Stärkungsmittel. Wer länger fastet, spürt am Nachmittag in der Vata-Phase leicht Schwäche oder Hunger. Chyavanprash baut auf und schmeckt lecker.

- Trinken Sie tagsüber entwässernden Eukalyptus- oder Brennnesseltee: 1 EL getrocknete Blätter werden mit 1/4 l kochendem Wasser überbrüht und ziehen 10 Minuten. Trinken Sie den Tee abgeseiht warm. Auch getrocknete Wacholderbeeren als Tee aufgegossen und mit Zimt gewürzt entwässern.

- Abends ist die trockene, heiße Sauna ein Gegenmittel für das kalte, feuchte Kapha. Schwitzen Sie zweimal pro Woche – doch niemals unmittelbar nach dem Essen, warten Sie mindestens zwei Stunden. Verzichten Sie während der Fastenzeit auf Dampfbad und Biosauna. Die Luftfeuchtigkeit ist hier zu hoch.

- An den übrigen Abenden hilft zu Hause trockene Wärme: Erhitzen Sie ein Pfund Salz im Backofen bei 80 °C, schütten Sie es in ein großes Handtuch, und legen Sie dieses zusammengeschlagen auf den Bauch beziehungsweise unter den Rücken. Decken Sie sich mit einer Wolldecke zu. Das Salz können Sie mehrfach benutzen. Die Finger wärmen Sie an einem Becher heißen Tee: Rote Minzeblätter senken das kühle Kapha. Schwitzen Sie ca. eine Stunde lang.

Die Fastenmahlzeiten

Vegetarische Fastenspeisen senken den Kapha-Anteil im Körper und befreien vom überschüssigen Erdelement und möglichen Wasseransammlungen im Gewebe. Zuviel Kapha drückt übrigens auf die Stimmung, macht unzufrieden oder depressiv und raubt Aktivität.

Das Fasten-Frühstück

Frühmorgens trinken Sie Früchte- oder Kräutertee und essen nach 10 Uhr eine Gemüsebouillon, zwei Äpfel, Birnen, einige Aprikosen, eine Grapefruit, zwei Pfirsiche oder eine Handvoll Trockenfrüchte. Wer Fruchtgrütze mag, püriert 150 g frisches

Obst, rührt 1 gehäuften TL Flohsamenschalen unter und läßt sie 30 Minuten quellen. Die Grütze wird so ohne Kochen fest, und die Vitamine bleiben erhalten. Die Flohsamen helfen, den Darm zu reinigen.

Es ist wichtig, in der morgendlichen Kapha-Zeit zwischen 6 und 10 Uhr nichts zu essen. Wenn Sie Hunger verspüren, trinken Sie warmen Tee oder zimmerwarmes, stilles Mineralwasser – keine Milch! Zwischenmahlzeiten sind tabu.

Verzichten Sie auf sämtliche Milchprodukte: Sie sind kalt und feucht – wie Kapha. Yoghurt und Quark würden dieses Dosha erhöhen statt abzubauen. Das ist keine Frage der Kalorien.

Mittags die kleine Hauptmahlzeit

Das Hauptgericht kochen Sie mittags. Berufstätige nehmen in der Kantine oder im Restaurant Gemüse ohne Sahne, Fett und Salz zu sich. Mit gekochten vegetarischen Gerichten nehmen Sie schnell ab. Bittere, herbe und hauptsächlich scharfe, trocken zubereitete Gemüsesorten reduzieren das wasserhaltige Kapha: pro Portion gibt es 150 g fettfrei gedünstete Paprika, Peperoni, grüne Blattgemüse, Chicorée, rote Bete, Blumenkohl, Brokkoli, Chinakohl, Kohlrabi, Lauch, Pilze, gelbe Mungbohnen oder rote Linsen, Spargel, Sellerie, rohe Sprossen, Sojabohnen oder Tofu. Nehmen Sie nicht die wasserreichen Gemüsesorten wie Gurken, Tomaten, Auberginen und Okras, wenn Kapha abgebaut werden soll.

Würzen Sie scharf mit allen Pfeffersorten, Chili, Galgant oder Ingwer, Asafoetida, Knoblauch, Bärlauch (wilder Knoblauch), Muskat, Meerrettich und rohen Zwiebeln oder Kresse. Gerade das scharfe Asafoetida erhitzt den Körper und baut Kapha ab. Roh riecht das harzige Gewürz übel. Nicht grundlos heißt es auch Teufelsdreck. Mitgekocht schmeckt es nicht unangenehm. Selleriesamen, Senfkörner und frische Petersilie entwässern. Salzen Sie beim Abnehmen nicht. Das Salz bindet nicht nur Wasser im Körper, es regt auch den Appetit an – ebenso wie Saures. Beides ist ideal für Abgemagerte und Genesende, die wieder zu Kräften gelangen müssen, aber fatal beim Fasten.

Essen Sie Knäckebrot oder Zwieback zum Gemüse, kein frisches Brot. Wer noch Hunger hat, greift zu frischem Obst ohne hohen Wasseranteil: Äpfel, Brombeeren, Heidelbeeren, Quitten und wenig Trockenfrüchte eignen sich.

Trinken Sie zum Essen nichts, da die Getränke den Nahrungsbrei verflüssigen und die Verdauung beeinträchtigen. Vor dem Essen regt ein ayurvedischer Aperitif (Seite 40) die Verdauungssäfte an. Nach dem Essen tut dem Magen eine Tasse heißes Wasser gut. Sie fühlen sich dann trotz der Mahlzeit leicht und können Ihr Tagesprogramm aktiv fortsetzen.

Scharfe Gewürze und Gemüsesorten helfen, Stoffwechselschlacken, gelagerte Säuren und Fette im Körper besser abzubauen. Alles Scharfe facht die Verdauung an. Würzen Sie die Speisen reichlich, und verzehren Sie täglich Paprika oder Peperoni.

Das Fasten-Abendessen

Kochen Sie 100–120 g Gemüse in 1/8 l Gemüsebouillon weich, und pürieren Sie es. Geeignete Sorten sind Brokkoli, Spinat, Mangold oder Kürbis. Die Suppe wird scharf gewürzt und mit 1 TL Sesam, Sonnenblumenkernen oder Weizenkleie bestreut. Das kleine Abendessen sollte noch vor der Kapha-Zeit ab 18 Uhr beendet sein. Trinken Sie erst zwei Stunden nach dem Essen ungesüßten Kräuter- oder Früchtetee oder grüne Tees ohne Milch. Auf keinen Fall Alkohol. Strenger

Fastende ersetzen das Abendessen durch eine Kanne grünen Tee oder Mate. Verabreden Sie sich zum Sport, einer Joggingrunde oder einer Fahrradtour, dann verfliegt die gewohnte Essenszeit im Nu.

Entschlackende Getränke

Um die Schlacken aus dem Körper zu schwemmen, sollten Sie täglich scharfes Gewürzwasser trinken.

- Ingwerwasser erhitzt. Es wirkt schweißtreibend und entwässert (Seite 104). Trinken Sie es täglich heiß. Das Wasser bleibt in einer Thermoskanne warm.
- Alternativ kochen Sie 3 cm geschälten Ingwer plus 2 TL schwarze Pfefferkörner, 2 TL Kreuzkümmel oder 1 TL pulverisierten Gelbwurz in 1 l Wasser 20 Minuten.
- Reichlich heißes Wasser schwemmt weiter aus. Vaidyas empfehlen mindestens stündlich eine Tasse. Sie dürfen unbeschadet täglich bis zu 3 l trinken.

Aktiv durch den Tag

Joggen, Wandern, Radfahren, Gymnastik am offenen Fenster oder im Freien kurbeln den Kreislauf an und halten aktiv. Passivität sollte während der Fastenzeit vermieden werden. Sie würde Kapha stärken. Ruhige Körpertherapien und Meditation unterstützen den Abbau dieses Doshas nicht. Treiben Sie Sport, und bleiben Sie in Bewegung. Die Diät ist nur ein Bestandteil der ayurvedischen Fastenwoche.

Verzichten Sie tagsüber auf Liegepausen, und schlafen Sie wenig. Aktiviät lenkt vom knurrenden Magen ab. Gehen Sie abends tanzen.

Das entschlackende Pflegeprogramm

Sie entschlacken über Blase und Darm, aber auch über die Haut. Dazu müssen die Poren am Beginn der Fastenkur geöffnet werden. Massagen und Schwitzkuren aktivieren die Haut und helfen dem Körper, Stoffwechselschlacken aus dem Gewebe auszuleiten.

Peeling

Reinigen Sie die Haut am ersten Fastentag mit einem Peeling, das von trockenen Hautschuppen und Mitessern befreit und die Durchblutung der Haut aktiviert. Das verbessert die Versorgung der Zellen. Sie verrühren 2 EL Kichererbsenmehl mit 1 EL weißem Sandelholzpulver und 1 EL pulverisierten Lavendelblüten, rühren die Mischung mit Milch zu einem Brei an und massieren ihn fest in die Haut ein. Mit kreisenden Handbewegungen arbeiten Sie sich vom Gesicht zu den Schultern hinunter und weiter bis zu den Beinen und Füßen. Am Rücken benötigen Sie Hilfe. Anschließend duschen Sie warm und ölen sich mit angewärmtem Senföl ein.

Trockene und ölige Ganzkörpermassagen

Unterstützen Sie den Stoffwechsel jeden zweiten Abend mit trockenen Kräutermassagen: Mischen Sie dafür 2 EL Weizenkeime mit 1 gehäuften TL pulverisiertem Bockshornkleesamen und 1 TL zerstoßenem Fenchelsamen oder Angelikablättern. Nehmen Sie etwas Pulver in die trockenen Hände. Massieren Sie nun kreisend Ihr Gesicht, streichen Sie fest jeden Arm von den Fingern hinauf zur Schulter, den Rücken und die Brust hinunter, den Bauch wieder kreisend und die

Beine vorn und hinten hoch. Achten Sie darauf, daß die Massagerichtung immer zum Herzen weist. Sie können Trokkenmassagen auch mit einem groben Seidenhandschuh durchführen. Anschließend besuchen Sie zweimal wöchentlich die Sauna, baden an den übrigen Abenden warm oder schwitzen mit einer heißen Salzpackung (Seite 158).

Im Wechsel zu den Trockenmassagen machen Sie nach dem Abendessen und dem abendlichen Sportprogramm Ölmassagen mit 2 EL angewärmtem Senföl. Eine Alternative ist 2 EL Distelöl mit 6 Tropfen Salbeiöl gemischt. Sie ölen sich von der Stirn und den Ohren bis zu den Zehenspitzen ein, lassen das Öl 20 Minuten einziehen und baden dann 10 Minuten warm. Danach sollten Sie nicht mehr hinausgehen.

Salbeikompressen

Heiße Kompressen mit Salbeisud wärmen an kühlen Tagen und bauen mit ihrem herben Duft Kapha ab. Ein angenehmer Effekt bei großen Poren entsteht durch die zusammenziehende Wirkung des Salbeiwassers. Die Haut wirkt feiner. Überbrühen Sie 5 EL getrocknete Salbeiblätter mit 1 l Wasser, lassen Sie sie 15 Minuten ziehen, und tauchen Sie dann ein Gästehandtuch ein. Es wird ausgewrungen und heiß auf Stirn, Wangen, Nase und Kinn gepreßt, bis es abkühlt.

Zusätzlich trinken Sie Salbeitee: 1 gehäufter TL getrocknete Salbeiblätter mit 1/4 l kochendem Wasser überbrühen und 10 Minuten ziehen lassen.

Feuchte Inhalationen

Zweimal pro Fastenwoche inhalieren Sie heißen Dampf von wohlriechendem, entspannendem Kräutersud: Sie kochen 5 EL getrocknete Kamille, Melisse, Lavendel, Angelikakraut oder Rosenblätter in 2 l Wasser 15 Minuten lang, stellen den Topf auf einen Tisch, beugen den Kopf möglichst weit darüber und decken ihn mit einem großen Handtuch zu. Atmen Sie den Dampf 10 Minuten mit offenem Mund ein.

Die Nase befreien

Auch wenn Sie nicht erkältet sind, treibt die Nasenbehandlung Kapha aus dem Kopfraum. Es ist zugleich eine gute Vorbeugung gegen die zunehmenden Heuschnupfenanfälle. Lösen Sie 1 TL Salz in einem Glas lauwarmem Wasser auf. Saugen Sie es über ein Waschbecken gebeugt aus der hohlen Hand oder mit Hilfe einer Nasendusche nacheinander in jedes Nasenloch. Anschließend putzen Sie sich die Nase. Streichen Sie dann mit dem kleinen Finger 1 Tropfen Distelöl in jedes Nasenloch. Es stärkt die Nasenschleimhaut.

Wärme und Hitze – Sommer – Pitta

Pitta symbolisiert die Hitze. Das Dosha besteht hauptsächlich aus dem Element Feuer. Es erhöht sich in der heißen Jahreszeit: im Sommer, warmen Herbst oder im Altweibersommer, bei plötzlichen Wärmeeinbrüchen in den kühleren Monaten – bei warmen Fallwinden wie dem bayerischen Föhn, dem italienischen Schirokko oder dem spanischen Leveche. Ist der Frühling warm und trocken, beginnt die Pitta-Zeit früher.

Hitze raubt Energie und ermüdet. Nicht umsonst stöhnen so viele Menschen im wärmeren Frühjahr über die Frühjahrsmüdigkeit. Schwillt Pitta in den kalten Monaten an, belastet der Wärmeeinbruch Herz und Kreislauf.

Die meisten Umweltverschmutzungen erhöhen Pitta. Das Leben in Ballungszentren oder in der Nähe chemischer Großindustrien garantiert einen Anstieg. Das ist zwischen dem zwanzigsten und sechzigsten Lebensjahr sehr belastend, da in dieser Phase Pitta generell vorherrscht. Ein Zusatzrisiko birgt der Sommer. Jetzt besteht erhöhte Gefahr für einen Ozonanstieg. Und damit klettert Pitta weiter. Erste Anzeichen sind gerötete Augen, gereizte Schleimhäute, Hautrötung oder Ausschlag und Sonnenbrand.

Pflege und Schönheit bei erhöhtem Pitta

Heilpflanzen, Öle und Cremes werden im Sommer nach ihrer kühlenden Wirkung ausgesucht. Die Hautpflege soll helfen, Pitta abzubauen. Das geschieht durch pulverisiertes Sandelholz, Kokosöl oder Ghee und kaltes Wasser. Haben Sie eine sensible, leicht gereizt reagierende Haut, oder neigen Sie zu Pickeln und Mitessern, verwenden Sie die Produkte ganzjährig.

Kaltes Wasser aktiviert

Wagen Sie morgens den Sprung unter die kalte Dusche. Sie erfrischt, gerade wenn Sie nachts schwitzen. Weniger Unerschrockene starten mit lauwarmem Wasser. Kühle Duschen sind auch nach der Arbeit, nach körperlicher oder geistiger Anstrengung und nach dem Sport empfehlenswert. Belastungen heizen Pitta auf. Sie müssen das Dosha in den heißen Monaten regelmäßig abbauen, das heißt abkühlen.

In Milch baden

Hitze bedeutet Streß für die Haut. Regelmäßige Bäder mit natürlichem Fettzusatz garantieren eine elastische, weiche Haut. Ungesunde Ernährung, Verdauungsprobleme und Stoffwechselschlacken, Belastungen durch Alkohol oder Nikotin spiegeln sich rasch im Aussehen wider und lassen die Haut vorschnell altern. Genießen Sie vorbeugend einmal wöchentlich ein 20minütiges Milchbad mit 1 l Vollmilch und 1 EL Rosenwasser als Duftzusatz. Die Temperatur sollte zwischen 32 und 36 °C liegen. Ein nasses, kaltes Tuch auf der Stirn erfrischt während des Bads.

Gesichtswasser

Stellen Sie sich Ihr eigenes Gesichtswasser her und setzen Sie einen schwach alkoholischen Zusatz – maximal zehnprozentig – zu. Kochen Sie im Sommer je 1 EL Lavendel- und Liebstöckelblätter in 300 ml Wasser auf 1/4 der Flüssigkeit ein. Gefiltert hält sich die Abkochung im Verhältnis 10 zu 1 mit Alkohol angereichert einige Wochen.

Wer sich an traditionelle ayurvedische Rezepte halten möchte, verwendet Kupferwasser. Gießen Sie 100 ml Mineralwasser ohne Kohlensäure in ein Kupfergefäß ohne Beschichtung und lassen Sie es über Nacht stehen. Kupferwasser soll – wie Kupfer- und Silberschmuck – das heiße Pitta abkühlen.

Natürliche Deodorants

Alaunsteine sind das am einfachsten zu handhabende, garantiert unschädliche Deodorant. Sie befeuchten einen abgerundeten Stein und ziehen ihn feucht über die Achseln. Er stoppt den Schweiß, indem er die Poren zusammenzieht. Alaun ist auch als blutstillendes Mittel beim Naßrasieren beliebt.

Bei Körpergeruch hilft pulverisiertes, weißes Sandelholz, das Sie mit einem Wattebausch auf der trockenen Haut verteilen. Sie können es in flüssiges Kokosöl rühren und für Massagen oder die Hautpflege verwenden: Mischen Sie hierfür 1 TL Sandelholzpulver mit 2 EL Kokosöl.

Eine Gewürzmassage mit einem Anti-Schweiß-Pulver verhindert starkes Schwitzen: Mischen Sie getrockneten Salbei

mit Thymian-, Pfefferminz- oder Melissenblättern zu gleichen
Teilen, und pulverisieren Sie sie im Mörser. Massieren Sie
damit morgens den ganzen Körper, oder pudern Sie Achseln,
Dekolleté, Bauch und Rücken großzügig.

Die kühlende Öleinreibung

Verwenden Sie für eine Ganzkörpermassage 1–2 EL Kokosöl.
Im Sommer erwärmen Sie es nur kurz im Wasserbad, damit es
flüssig, aber nicht heiß wird. Es wirkt abkühlend. Reiben Sie
das Öl intensiv in die Haut ein. Sie beginnen am Scheitel,
verreiben das Öl gründlich in den Ohrmuscheln und arbeiten
sich bis zu den Fußsohlen vor (Seite 75). Leise Meditations-
musik oder beruhigende Klänge fördern die Konzentration
auf den eigenen Körper. Anschließend duschen Sie ohne Seife
lauwarm, eine Körpercreme ist nicht mehr notwendig. Ölmassagen regen den Kreislauf an, vorausgesetzt es wird Richtung Herz massiert; die Arme und Beine hoch, den Oberkör-
per von außen nach innen.

Pitta-Öle selbst herstellen

Bereiten Sie sich Ihr eigenes Öl für die Körperpflege im Sommer. Es kühlt und beruhigt die Haut. Bei trockener Haut
verwenden Sie es morgens als Seifenersatz: einölen, 20 Minuten einziehen lassen, den Körper dann eventuell mit wenig
Kichererbsenmehl einreiben und lauwarm abduschen.

1 TL pulverisiertes Sandelholz wird mit 2 EL getrocknetem
Johanniskraut in 150 ml Wasser auf 1/4 der Flüssigkeit eingekocht und gefiltert. Das dunkelrote Pflanzenwasser erhitzen
Sie mit 1/2 l Kokosöl so lange, bis das Wasser vollständig
verdunstet ist. Dieser Vorgang ist zeitaufwendig, aber not-

wendig, um das Kräuteröl haltbar zu machen. Da das Öl auf dem Wasser schwimmt, erkennen Sie beim Umfüllen, ob es ausreichend lang geköchelt hat. Kokosöl bleibt bei Zimmertemperatur fest. Sie müssen es vor dem Einreiben daher kurz erwärmen, doch sollte es nicht zu heiß einmassiert werden.

Sie können sich auch mit angewärmtem Kokosöl einreiben, in das Sie ätherisches Sandelholz- bzw. Kamillenöl geben: je 3 Tropfen auf 1 EL Kokosöl. Wer sich für empfindliche Haut Kamillenöl selbst zubereiten möchte, verfährt nach dem obenstehenden Rezept: 3 EL Blüten werden dabei auf 150 ml Wasser gegeben. Bei sehr sensibler oder zu Entzündungen neigender Haut benutzen Sie die Pitta-Öle das ganze Jahr über. Sie erhalten auch fertige Pitta-Öle im Versand oder in Apotheken.

Reinigungsmaske

Machen Sie zur porentiefen Reinigung sensibler oder gebräunter Haut einmal wöchentlich eine Heilerdemaske. Rühren Sie hierfür 1 EL Heilerde mit 2 EL Aloe-vera-Gel glatt, streichen Sie die Masse dünn auf Gesicht, Kinn und Dekolleté und lassen Sie sie antrocknen. Später wird die feste, rissige Maske mit lauwarmem Wasser gelöst. Vorsicht: Streichen Sie Gesichtsmasken nie auf die Lider und nicht zu dicht an die Augen.

Heilerde besteht aus pulverisierter Moorerde und hat einen hohen Anteil an Kieselsäure, Mineralstoffen und Spurenelementen. Bei Hauterkrankungen gehört sie zu den hiesigen Hausmitteln.

Anti-Pickel-Maske

Gesichtsmasken mit weißem Sandelholzpulver beruhigen die Haut bei entzündeten Pickeln. Rühren Sie 1 EL Sandelholzpulver und 1 EL Kichererbsen- oder Mungbohnenmehl mit knapp 3–5 EL Rosenwasser glatt. Es wird dünn aufgestrichen und bleibt 20–30 Minuten auf der Haut. Streichen Sie pulverisiertes Sandelholz täglich mehrfach auf Hautentzündungen. Verwenden Sie kein rotes Sandelholzpulver, es könnte die Haut verfärben.

Pflanzliche Fette beruhigen die Haut

Ist die Haut leicht gerötet oder von der Sonne ausgetrocknet, zerdrücken Sie 1/2 Avocado, verrühren das Fruchtfleisch mit 1 EL Rosenwasser und streichen die ölige Creme auf die Gesichtshaut. Die Augenpartie bleibt ausgespart. Das Fruchtmus wird nach 20–30 Minuten abgewaschen. Ruhen Sie mit der Maske, denn das weiche Avocadomus rutscht leicht von der Haut. Wer möchte, bindet es mit 1 EL Kichererbsen- oder Mungbohnenmehl.

Feuchtigkeitscreme

Aloe vera besitzt fast den gleichen ph-Wert wie gesunde Haut: 5,5. Sie ist also leicht sauer. Das Gel dringt tief in die Haut ein, nährt sie mit Vitaminen und Aminosäuren und aktiviert die Zellerneuerung. Auch ohne dieses Wissen wurde die Pflanze in Ayurveda-Schriften schon vor über 2000 Jahren empfohlen, denn Aloe festigt die Haut und reichert sie mit Feuchtigkeit an. Cremen Sie täglich Gesicht, Dekolleté, Hände und Arme dünn ein. Sie können das Gel auch als Bodylotion für den ganzen Körper nutzen.

- Aloe ist ein natürliches Pflegeprodukt für die leicht entzündete und empfindliche Sommerhaut. Mischen Sie 2 EL Aloe-vera-Gel mit 1/2 TL pulverisierter Gelbwurz. Das Gewürz desinfiziert und heilt die Haut.
- Das Pflanzengel löst trockene Hautzellen ab und verhindert eine Porenverstopfung, die Voraussetzung für Pickel.
- Bei Akne ist eine Hautverbesserung nach etwa einem Monat täglicher Anwendung sichtbar.

Reichhaltige Augencreme aus der Küche

Cremen Sie die empfindliche Haut rings um die Augen vor dem Schlafengehen mit hausgemachtem Ghee (Seite 206 f.) ein. Das Butterschmalz glättet die Fältchen, nährt die Haut und schützt sie vor dem Austrocknen. Ein interessanter Zusatzeffekt: Ghee kühlt und senkt mit dieser Wirkung das heiße Pitta. Wird Ghee langfristig angewandt, strahlt der weiße Augapfel klarer. Gelbliche oder rötliche Verfärbungen bilden sich zurück. Wer den Geruch von Ghee nicht mag oder aufgrund dessen Partnerschaftskonflikte im Schlafzimmer befürchtet, verwendet statt dessen etwas Kokosöl. Der Effekt ist derselbe.

Sonnenschutz

Bei starker Sonnenbestrahlung bildet die Haut eigenständig eine Schutzschicht. Pigmentzellen schützen mit Melanin, das die Haut färbt. Dennoch brauchen Sie einen zusätzlichen Sonnenschutz. Interessant ist, daß die Haut bei Hitze weniger empfindlich reagiert als bei Kälte.

Wer Hautrötungen nach einem längeren Aufenthalt in der Sonne wahrnimmt, verrührt 1–2 EL Ghee oder Kokosöl mit 1/2 TL weißem Sandelholzpulver und cremt sich damit ein. Das kühlt. Alternativen bei leichtem Sonnenbrand sind Yoghurt- oder Vollmilcheinreibungen sowie kühlendes Kokosöl mit Zitronenminzeöl: Geben Sie hierfür 3 Tropfen auf 1 EL Kokosöl. Starker Sonnenbrand und offene Hautstellen gehören in hautärztliche Behandlung.

Insektenschutz

Wenn in lauen Sommernächten die Mücken mehr stechen als tanzen, schützt Himalayazedernöl. Der Duft des ätherischen Öls verscheucht Insekten. Verrühren Sie es mit Kokos- oder Distelöl, und reiben Sie sich dünn damit ein: 3 Tropfen Zedernöl werden dafür auf 1 EL neutrales Öl gegeben. Eine Alternative ist Basilikumöl – ebenfalls verdünnt. Zusätzlich hilft das gleiche Öl in einer Duftlampe, wenn Sie abends draußen sitzen.

Vegetarisch durch die Wärme

Die Pitta-Jahreszeit ist überwiegend trocken und heiß. Die Auswirkungen auf den Körper regulieren kühle, flüssige Speisen, Salate und ein wenig Rohkost am Mittag. Aber essen Sie bitte keine rohen Zwiebeln oder Frühlingszwiebeln. Sie schmecken zu scharf. Gesund und lecker sind Gemüsesuppen und gedünstetes Gemüse. Fettarme Speisen belasten Magen und Darm nicht.

172

Verdauung und Stoffwechsel

Hohe Temperaturen senken die Verdauungskraft und den Appetit. Wenn die äußere Hitze auf die innere Wärme des Körpers stößt, beginnt ein Teufelskreis: Der Organismus drosselt die eigene Temperatur, um einen Wärmestau zu vermeiden. Die Folge: Der Stoffwechsel wird gestört, genauer gesagt verringert. Es kommt zu Verdauungsproblemen. Pitta sitzt in den Verdauungsorganen Magen und Dünndarm. Die sinnvolle Maßnahme lautet jetzt: wenig, Mageres und Leichtes essen. Wer im Sommer eine Null-Diät probiert, wird die Produktion seiner Magensäure und Gallensäfte automatisch senken. Spätere Beschwerden sind bei normaler Kost daher vorprogrammiert.

Süß, bitter und herb

Ayurveda empfiehlt kühle bis lauwarme, süße, bittere und herbe Speisen. Süßes dämpft die bei hohen Temperaturen manchmal aufsteigende Aggression. Aber essen Sie keine Süßigkeiten oder Kuchen mit weißem Zucker bzw. Schokolade.

Würzen Sie mild. Nehmen Sie statt scharfer Gewürze Schwarzkümmel. Er ersetzt Pfeffer, erhöht Pitta aber nicht. Verwenden Sie reichlich Kümmel oder Kreuzkümmel, Koriander-, Fenchel- und Selleriesamen, Dill oder Basilikum.

Nach Charaka stärken süße Grütze, Ghee und Milch im Sommer den Körper gegen Krankheiten. Vor säurehaltigem Alkohol in dieser Zeit warnt er. Auch Milchprodukte wie Yoghurt, Quark und Frischkäse enthalten Säure. Ganz ungesund ist Yoghurt am Abend. Salziges, Scharfes oder sehr Heißes sollten Sie bis zum Herbst meiden.

Sommergemüse

Alle wasserhaltigen Gemüsesorten sind in den warmen Monaten geeignet: z. B. Gurken, Auberginen, Zucchini, Spargel, Okras und Tomaten. Die Säure der Tomaten neutralisieren Sie mit 1 TL braunem Rohrzucker. Wenn Pitta im Körper steigt, schaden säuerliche Speisen der Gesundheit. Artischokken, Fenchel, Blumenkohl, Bohnen, Brokkoli, Kürbis, Mais, Süßkartoffeln, Sellerie, Karotten, Erbsen, Zuckerschoten, grüne Blattgemüse, Hülsenfrüchte und im warmen Herbst frische Pilze werden empfohlen. Kochen oder dünsten Sie das Gemüse, und verwenden Sie Kokos-, Raps-, Mais-, Oliven- oder Sonnenblumenöl bzw. wenig Ghee. Am besten halten Sie die Speisen so fettfrei wie möglich. Streuen Sie Sonnenblumen- oder Kürbiskerne, Pinienkerne, Kokosflocken, hellen und dunklen Sesam auf die Speisen. Das variiert den Geschmack. Außerdem fördern diese Ballaststoffe die Verdauung.

Getreide und Brot

Greifen Sie bei Getreide zu Weizen, Hafer, Dinkel und Gerste. Essen Sie Reis und Nudeln aus Hartweizengrieß. Brot sollte im Sommer immer getoastet werden, andernfalls könnte es Pitta steigern. Verzichten Sie auf Brot und Kuchen mit Hefe.

Milchprodukte

Äußere Hitze kann durch kühle Milchprodukte ausgeglichen werden, aber sie sollten jetzt nicht zu säuerlich schmecken. Milch ist ein wichtiger Eiweißlieferant für Vegetarier. Sie darf ebensowenig fehlen wie Nüsse, Mandeln und Samen. Essen

Sie Yoghurt, Quark, Kefir und Frischkäse nicht täglich und lediglich frühmorgens oder mittags. Lecker schmecken sie mit gedünstetem Gemüse, süßen Früchten oder Salaten. Fette Sahne belastet die Verdauung.

Stellen Sie Milchprodukte selbst her, denn sie sind milder: Für Yoghurt kochen Sie 1 l Vollmilch auf die Hälfte ein, lassen sie lauwarm abkühlen, rühren 1 Vollmilchyoghurt ein und stellen die Masse abgedeckt bei maximal 50 °C für 6–8 Stunden in den Backofen oder mit einer Decke umwickelt an einen warmen Platz. – Wird Yoghurt 12 Stunden in einem Leinentuch aufgehängt, tropft er ab und wird zu Quark. – Um Frischkäse zu gewinnen, kochen Sie 1 l Vollmilch mit 1 Becher eingerührtem Yoghurt auf, gießen den Saft 1 Zitrone, 1/2 Orange oder Grapefruit zu und rühren um. Die Milch flockt aus, Molke trennt sich vom festeren Frischkäse. Gießen Sie die Flüssigkeit nun durch ein Sieb, bleibt der Frischkäse zurück. Die Molke kann mit Gemüse verkocht oder frisch getrunken werden.

Frische Früchte aus dem Sommerangebot

Genießen Sie alle Obstsorten mit Ausnahme der sauren Zitrusfrüchte. Besonders beliebt sind bei Hitze die wasserreichen Sorten: Melonen, Birnen und Pfirsiche. Aber verzehren Sie auch die süßen Weintrauben, Kirschen, Pflaumen, Marillen, Beeren und Äpfel.

Das Sommerfrühstück

Bei der eingeschränkten Verdauungskraft während der warmen Monate ist ein leichtes Frühstück angemessen. Speisen Sie möglichst früh, da hohe Temperaturen die Funktionsfähigkeit von Magen und Darm im Laufe des Tages einschränken.

Das klassische Sommerfrühstück besteht aus getoastetem Weizenvollkornbrot und selbstgerührtem Fruchtmus: Pürieren Sie hierfür 3–4 EL beliebige Beeren, 2 entsteinte, abgezogene Pfirsiche oder Nektarinen mit 1 TL braunem Rohrzucker im Mixer.

Müsli aus Hafer-, Gersten- oder Weizenflocken, Weizenkleie, Leinsamen und Sesamkörnern bereiten Sie mit zimmerwarmer Rohmilch oder süßer Sahne, aber ohne Honig. Nüsse, Mandeln, ungeschwefelte Rosinen oder Aprikosen und alle süßen Obstsorten gehören hinein: z. B. Süßkirschen, Pfirsiche oder Nektarinen, süßliche Äpfel, Birnen, Orangen, Melonen, Feigen, frische Datteln und Bananen. Wer es süß mag, verwendet braunen Rohrzucker oder eingedickten Birnen- bzw. Apfelsaft.

Sind Sie morgens sehr durstig, sollten Sie das Frühstück mit viel Flüssigkeit ersetzen: z. B. durch warmen Kräutertee, heißes Wasser, Milch und süßes Obst. Frisch gepreßte Fruchtsäfte und Früchtetees erhöhen mit ihrer Säure Pitta.

Das sommerliche Mittagessen

Die Ernährung ist in den Pitta-Monaten vegetarisch. Magere Milchprodukte sind bis Mittag erlaubt. Rajasische Speisen wie Fleisch und Fisch, Gebratenes und Fritiertes aktivieren und putschen auf. Das überfordert den Organismus in den warmen Monaten schnell. Außerdem fördern Fleisch und Fisch Übersäuerung inklusive Sodbrennen, eine unangenehme Begleiterscheinung von erhöhtem Pitta.

Speisen Sie in einem kühlen Raum oder draußen im Schatten. Ruhe, Kühle und eine angenehme Umgebung sind für das leicht aggressive Pitta wichtig. Bevorzugen Sie lauwarme

Speisen. Dampfende Suppen treiben Pitta nur weiter in die Höhe. Nach dem Essen ist eine Siesta von 20 bis 30 Minuten erlaubt, aber kein Mittagsschlaf.

Wer wissen will, was auf seinem Teller liegt, kann industriell verarbeitete Lebensmittel nicht guten Gewissens konsumieren. Konserven enthalten Salze, raffinierten Zucker und Konservierungsstoffe. Zusätze garantieren Konsistenz wie Farbe des Doseninhalts. Tütenpulver für Kartoffelbrei, Desserts und Suppen sind abzulehnen wie Gläschenkost für Kleinkinder. Beim Thema Wurst, Aufschnitt und Schinken ist größte Vorsicht geboten. Geschmacksverstärker und chemische Geruchsstoffe sollen beim Verbraucher den Appetit wecken. Die Hersteller machen selbst vor künstlichem Räucheraroma nicht halt. All diese chemischen und naturidentischen Stoffe erhöhen Pitta.

Süßer Staudensellerie mit Frischkäse

1 Staudensellerie	1 TL milder Senf
2 süße Äpfel	Steinsalz
1 Zitrone	2 EL Rosinen
1 Orange	1 Bund Basilikum
1 Grapefruit	200 g Frischkäse
1 EL Distelöl	

Waschen Sie den Staudensellerie und schneiden Sie ihn in 1/2 cm schmale Stücke. Die Äpfel schälen, entkernen und stifteln Sie. Beträufeln Sie sie sofort mit etwas Zitronensaft, sonst verfärben sie sich braun. Aus dem Saft der Orange und Grapefruit, Öl, Senf und wenig Salz bereiten Sie eine Marinade. Gießen Sie sie über das vermischte Gemüse und Obst, streuen Sie die Rosinen, die abgezupften und gewaschenen Basilikumblätter, das kleingehackte Selleriegrün und den mit einer Gabel zerkleinerten Frischkäse darüber. Dazu schmeckt Weizen- oder Dinkelbrot.

Chicorée mit Avocadomus

4 Chicorées	weißer Pfeffer
2 reife Avocados	1 Bund Schnittlauch
2 Limonen	200 g Johannisbeeren
Steinsalz	

Waschen und zerteilen Sie die Chicorées. Der bittere untere Kern wird weggeschnitten. Blanchieren Sie die Blätter 1 Minute, und richten Sie sie kreisförmig auf einer Platte an. Die Avocados werden geschält, entkernt, mit einer Gabel zerdrückt und sofort mit Limonensaft beträufelt. Würzen Sie sparsam mit Salz und Pfeffer. Rühren Sie Schnittlauchröllchen unter das Avocadomus. Plazieren Sie das Mus in der Mitte der Platte, und streuen Sie die abgezupften, gewaschenen Johannisbeeren darüber.

Blattsalate mit Nüssen

1 grüner Kopfsalat	1/2 TL Fenchelsamen
1 Lollo Rosso	2 Orangen
1 Gärtnergurke	1 EL Sonnenblumenöl
200 g Erdbeeren	2 EL zerkleinerte Walnüsse
1/2 TL roter Pfeffer	2 EL ungeröstete, halbierte
1 Prise Steinsalz	Erdnüsse

Die Salate werden gewaschen, in mundgerechte Stücke zerteilt und mit der geschälten, gewürfelten Gurke sowie den gewaschenen Erdbeeren gemischt. Zerstoßen Sie die Gewürze im Mörser, und bereiten Sie aus dem frisch gepreßten Saft der Orange, dem Öl und den Gewürzen eine Marinade. Sie wird erst kurz vor dem Servieren über den fertigen Salat gegossen. Darüber kommen die Nüsse.

Roter Bohnensalat

250 g rote, getrocknete Bohnen	2 Zweige Oregano
1/4 l Gemüsebouillon	1 Orange
1/4 l Orangensaft	1 EL Olivenöl
1 Grapefruit	1/2 TL Kümmel
1 kleine Stange Lauch	1/2 TL roter Pfeffer
	Steinsalz

Die Bohnen werden in Wasser 5 Stunden lang eingeweicht und dann in Bouillon und Saft weich gekocht. Inzwischen filetieren Sie die Grapefruit, schneiden den geputzten Lauch in schmale Ringe und waschen die Kräuter. Der Lauch wird 1 Minute blanchiert. Aus dem Saft einer Orange, dem Öl, den abgezupften Kräutern, zerstoßenem Kümmel, Pfeffer und Salz bereiten Sie eine Marinade. Mischen Sie die fertigen Bohnen mit dem Lauch und den Grapefruitfilets, und übergießen Sie alles mit der Marinade. Dazu passen geröstete Brotscheiben.

Süß-saure Okras

300 g frische Okras	1 EL Rohrzucker
1 rote Zwiebel	200 g Himbeeren
1 TL Sonnenblumenöl	1/2 TL roter Pfeffer

Die Okras werden gewaschen und geputzt. Dann dünsten Sie sie in wenig Wasser nicht zu weich. Die feingewiegte Zwiebel braten Sie in Öl an, fügen den Zucker zu und rühren gut um, bis er sich aufgelöst hat. Dann geben Sie die Himbeeren in die Pfanne und köcheln alles sämig. Die bißfesten Okras servieren Sie auf der roten Obstsauce und streuen erst jetzt den zerstoßenen Pfeffer darüber.

Gelbe Mungbohnen mit Kräutern

1 Zwiebel
2 TL Ghee
1/2 TL Kreuzkümmel
1/2 TL Senfsamen
200 g gelbe Mungbohnen

1/2 l Gemüsebouillon
2 Tomaten
Meersalz
1 Bund Koriandergrün

Würfeln Sie die Zwiebel. Erhitzen Sie das Ghee und lassen Sie die Zwiebel darin glasig werden. Braten Sie die Gewürze – außer dem Salz – 1 Minute mit an, geben Sie dann die Mungbohnen und die Gemüsebouillon zu. Häuten und würfeln Sie die Tomaten, und fügen Sie sie nach 20 Minuten dazu. Jetzt wird mit Salz abgeschmeckt. Waschen und zerhacken Sie die Kräuter und rühren Sie sie kurz vor dem Servieren unter. Dazu paßt Reis oder Fladenbrot.

Artischocken mit roher Tomatensauce

8 kleine Artischocken
2 Zitronen
2 Schalotten
4 Gemüsetomaten

1/2 TL grüner Pfeffer
Meersalz
1–2 TL Olivenöl
1 Bund Zitronenbasilikum

Schneiden Sie den Stiel der Artischocken ab und entfernen Sie die äußeren Blätter. Waschen Sie die Artischocken gründlich unter fließendem Wasser, gießen Sie Zitronensaft zwischen die Blätter und kochen Sie sie in sprudelndem Salzwasser weich. Gibt der Stielansatz auf Druck sofort nach, sind die Artischocken gar.

Inzwischen häuten und entkernen Sie die Tomaten und schälen und blanchieren die Schalotten im Ganzen. Das Gemüse wird mit Pfeffer, wenig Salz und Öl im Mixer püriert. Die Basilikumblättchen werden gewaschen, abgezupft und ganz untergerührt. Reichen Sie die rohe, zimmerwarme Tomatensauce zu den lauwarmen Artischocken.

Pilzreis mit Kräutersauce

200 g Basmatireis	weißer Pfeffer
1/2 l Gemüsebouillon	1/2 Bund Petersilie
0,1 g Safran	1/2 Bund Thymian
200 g Champignons	1 Bund Basilikum
100 g Pfifferlinge	2 EL Pinienkerne
100 g Austernpilze	Salz
2 EL Olivenöl	2 Pfirsiche

Der Reis kocht in gut 20 Minuten in der Gemüsebouillon mit dem Safran gar. Sollte die Flüssigkeit nicht reichen, gießen Sie etwas Wasser zu. Parallel putzen Sie die Pilze, schneiden große Pfifferlinge einmal der Länge nach durch, vierteln die Austernpilze und halbieren die Champignons. Die Pilze werden zusammen in 1 EL Öl angebraten und gepfeffert.

Zerhacken Sie die Kräuter mit 1 EL Pinienkernen im Elektrohakker, salzen Sie, und vermischen Sie sie mit dem restlichen Öl. Diese Kräutersauce wird mit dem zerdrückten Fruchtfleisch der Pfirsiche vermischt und getrennt zum Pilzreis gereicht. Sind Reis und Pilze fertig, vermischen Sie sie und streuen Pinienkerne darauf.

Nudelrollen mit Mangold

12 Nudelblätter, 10 cm	1 Zwiebel
breit (Hartweizengrieß)	2 TL Ghee
Steinsalz	150 g Frischkäse
150 g Mangold	150 g junger Gouda
1 Radicchio	1 TL Mangopulver

Die Nudelblätter kochen Sie in Salzwasser bißfest. Gleichzeitig waschen und putzen Sie Mangold und Radicchio. Dicke Strünke werden weggeschnitten. Nun braten Sie die kleingewürfelte Zwiebel in 1 TL Ghee an, legen die Gemüseblätter darauf, rühren einmal um und lassen sie weich werden. Gewürzt wird mit 2 Prisen Steinsalz. Lassen Sie das Gemüse abkühlen, dann rühren Sie den Frischkäse unter.

Wickeln Sie die Gemüsemischung in die Nudelblätter, legen Sie sie nebeneinander in eine eingefettete Form, bestreichen Sie sie mit Ghee, und reiben Sie den Käse darüber. Nach 5 Minuten unter Oberhitze im Backofen bildet sich eine leckere, braune Kruste. Streuen Sie das süßliche Mangopulver kurz vor dem Servieren darauf.

Spaghetti mit Eiertomaten

400 g Spaghetti
(Hartweizengrieß)
500 g Eiertomaten
1 rote Zwiebel
1 TL Olivenöl
100 g entsteinte, schwarze
Oliven

1 EL brauner Zucker
1/2 TL roter Pfeffer
Steinsalz
1 Bund Zitronenthymian
150 g Mozarella

Die Spaghetti kochen in einem großen Topf Salzwasser bißfest. Die Zeit reicht, um die Tomaten zu häuten, die Zwiebel kleinzuwürfeln und im Öl anzubraten. Geben Sie die kleingehackten Tomaten und die geviertelten Oliven in die Pfanne, würzen Sie mit Zucker, zerstoßenem Pfeffer und wenig Salz. Die Sauce köchelt 5 Minuten. Die Kräuter werden gewaschen, die Blättchen abgezupft und in die Tomatensauce gerührt. Sie vermischen Nudeln und Sauce in einer großen Schüssel und streuen den in schmale Stifte geschnittenen Mozarella darüber.

Mais mit Quitten-Chutney

1/2 l Gemüsebouillon	2 Schalotten
250 g Maisgrieß	1 TL Sonnenblumenöl
3–4 Quitten	1 EL brauner Zucker
2 cm Ingwer	2 Zitronen
2 Nelken	1 EL Rosinen
2 cm Zimtstange	1 EL Mandelsplitter

Kochen Sie die Bouillon auf, rühren Sie langsam den Maisgrieß ein und lassen Sie ihn bei schwacher Hitze unter regelmäßigem Rühren garen. Das dauert 30–45 Minuten. Vom fertigen Grieß stechen Sie mit einem kalten Eßlöffel kleine Häufchen ab.

Die Quitten werden geschält, geachtelt und in wenig Wasser mit geschältem Ingwer, Nelken und der Zimtstange weichgedünstet. Die Schalotten schälen und würfeln Sie. Braten Sie sie in Öl glasig, geben Sie den Zucker dazu, und löschen Sie mit dem Saft der Zitronen ab. Dann kommen die Rosinen dazu. Sind die Quitten weich, entfernen Sie die Gewürze und rühren das Fruchtfleisch mit den Mandelsplittern unter. Das Chutney sollte einige Stunden vor dem Verzehr durchziehen. Dazu paßt grünes Blattgemüse.

Geräucherter Tofu auf Spinat

200 g Sommerspinat	2 Prisen Meersalz
2 TL Olivenöl	1 TL dunkle Sojasauce
1/2 TL Fenchelsamen	400 g geräucherter Tofu
1/2 TL grüner Pfeffer	1 Grapefruit

Der Spinat wird geputzt und fällt mit wenigen Tropfen Öl auf hoher Flamme rasch im Topf zusammen. Er wird mit zerstoßenem Fenchel, grünem Pfeffer, Meersalz und Sojasauce gewürzt.

Schneiden Sie den geräucherten Tofu in Scheiben, und braten Sie diese kurz in 1 TL Öl an. Dann löschen Sie den Tofu mit dem Saft einer Grapefruit ab und lassen ihn noch 2 Minuten ziehen. Servieren Sie ihn auf dem Spinat.

Gemüsecurry

2–3 Knoblauchzehen	1/2 TL Currypulver
1 kleine Stange Lauch	1/2 TL Gelbwurzpulver
4 mittlere Kartoffeln	1/2 TL Senfkörner
2 kleinere Auberginen	1/2 TL Kreuzkümmel
Meersalz	2 TL Ghee
2 EL Kokosraspeln	1/4 l Gemüsebouillon
2–3 cm Ingwer	1 Bund Minze

Die Knoblauchzehen werden geschält, gehackt, der Lauch geputzt und in Röllchen geschnitten, die Kartoffeln geschält und gewürfelt, die Auberginen gewaschen, vom Stielansatz befreit und in 1/2 cm dicke Scheiben geschnitten. Bestreuen Sie die Auberginenscheiben mit Salz, und lassen Sie sie 1/2 Stunde stehen. Dann werden sie mit Küchenkrepp abgetupft. So entziehen Sie ihnen Feuchtigkeit und Bitterstoffe.

In der Zwischenzeit braten Sie Knoblauch und alle Gewürze – außer dem Salz – in Ghee an, geben nach 1 Minute den Lauch und die Kartoffeln zu und lassen sie goldgelb bräunen. Dann gießen Sie die Bouillon an und geben die Auberginenscheiben dazu. Das Curry muß jetzt noch etwa 30 Minuten köcheln. Das Gemüse sollte Biß behalten. Bestreuen Sie es mit frischen Minzeblättern, und reichen Sie Reis dazu.

Mangocurry

400 g ausgelöstes reifes Mangofleisch	1 TL Kokosöl
	1/2 TL Kreuzkümmel
2 EL Yoghurt	1 Messerspitze Asafoetida
1 EL Kichererbsenmehl	1 TL Curryblätter
1–2 cm Ingwer	Steinsalz
1 grüne Chili	1 TL Palmzucker

Das Mangofruchtfleisch wird durch ein Sieb gestrichen und mit dem Yoghurt vermischt. Das Mehl rühren Sie mit wenig Wasser zu einer glatten Paste. Nun reiben Sie den Ingwer fein, hacken die entkernte Chilischote, rühren alles in die Mango-Yoghurt-Mischung und lassen die Masse 15 Minuten bei mittlerer Temperatur köcheln. Flockt der Yoghurt aus, halten Sie kurz einen elektrischen Mixstab in den Topf.

Währenddessen erhitzen Sie das Öl, lassen Kreuzkümmel und Asafoetida darin anbraten, geben im Mörser zerstoßene Curryblätter dazu und lassen alles 1 Minute unter Rühren brutzeln. Dann gießen Sie Öl und Gewürze in den Topf mit der Mangomischung, rühren um und schmecken mit wenig Salz und Palmzucker ab. Sind die Mangos sehr süß, können Sie den Palmzucker weglassen. Probieren Sie vorher.

Zu einem Mangocurry – eigentlich eine Sauce – paßt Reis oder Fladenbrot. Sie können das Curry auch als Beilage zu gedünstetem Fisch oder Huhn servieren.

Abendessen im Sommer

Die letzte Mahlzeit darf an langen Sommertagen aunahmsweise etwas später beginnen. Doch muß sie vor dem Dunkelwerden und zwei bis drei Stunden vor dem Schlafen beendet sein. Andernfalls stört die Verdauung Ihre Nachtruhe.

Rote Linsensuppe

1 rote Zwiebel	*Steinsalz*
1 TL Ghee	*1/2 l Gemüsebouillon*
200 g rote Linsen	*2 Karotten*
1/2 TL Kümmel	*1/4 Petersilienwurzel*
1 Lorbeerblatt	*1/2 Bund Petersilie*

Würfeln Sie die Zwiebel grob, braten Sie sie in Ghee an, und geben Sie die Linsen, Gewürze und Bouillon dazu. Dann reiben Sie die geputzte Karotte und die Petersilienwurzel fein und rühren sie unter. Die Linsen sind in etwa 20 Minuten gar. Streuen Sie feingehackte Petersilie auf die Suppe.

Zucchinicremesuppe

3 Zucchini
1/2 l Gemüsebouillon
1/2 TL Ajwain
Meersalz

1 Stengel Zitronengras
2 Pfirsiche oder Nektarinen
1 Bund Zitronenthymian

Die Zucchini werden geputzt, in größere Stücke geschnitten und in der Bouillon gegart. Würzen Sie mit im Mörser zerstoßenem Ajwain sowie etwas Salz, und lassen Sie das flach geklopfte Zitronengras mitkochen. Verwenden Sie nur die helleren zwei Drittel.

Ist das Gemüse weich, entfernen Sie den Stengel, pürieren die Suppe und rühren das geschälte, kleingewürfelte Obst ein. Die Suppe sollte nun nicht mehr kochen. Bestreuen Sie sie mit den abgezupften Blättchen vom gewaschenen Zitronenthymian.

Blumenkohl in Fruchtsauce

1 Blumenkohl
0,1 g Safran
2 Prisen Cayennepfeffer

1/2 TL Currypulver
1 Honigmelone

Teilen Sie den Blumenkohl in kleine Röschen, und schneiden Sie die dickeren Strünke fort. Der Kohl wird in wenig Wasser weich gekocht. Lösen Sie die Safranfäden in 2 EL Gemüsewasser auf, geben Sie die Gewürze dazu, und lassen Sie die Flüssigkeit einmal aufkochen. Dann vermischen Sie den Gewürzsud mit dem geschälten, kleingeschnittenen Obst und köcheln es 10 Minuten. In diese Sauce legen Sie die nicht zu weichen Blumenkohlröschen.

Getränke

Hitze und angesammeltes Pitta im Körper fördern den Durst. Getränke in Zimmertemperatur sind im Sommer am bekömmlichsten. Trinken Sie weder Heißes noch Eiskaltes. Bevorzugen Sie Kräutertees oder grünen Tee, je nach Geschmack leicht gesüßt. Verwenden Sie braunen Rohrzucker, aber keinen Honig. Zitrone ist zu sauer. Kaffee ist mit seiner Säure ungünstig. Weichen Sie auch nicht auf entkoffeinierte Sorten aus. Eine Alternative bietet Getreidekaffee aus Zichorie.

Verzichten Sie auf Fruchtsäfte und Fruchttees. Sie jagen Pitta unnötig in die Höhe. Das gilt auch für Alkohol. Besonders Wein enthält viel Säure. Trinken Sie lieber zum Abendessen ein Glas Bier, oder verdünnen Sie Rotwein mit Wasser. Bei erhöhtem Pitta im Organismus steigt die Gefahr einer Lebererkrankung.

Trinken Sie nichts oder nur wenig warmes Wasser zum Essen oder unmittelbar danach. Die Flüssigkeit zerstört die Verdauungskraft im Magen. Die Inder sagen, Agni wird wie Feuer durch Wasser zerstört. Die Schulmediziner sprechen von verdünnter Magensäure. Wie immer die Erklärung lautet: Völlegefühl und Verdauungsbeschwerden sind die Folge.

Süß-herber Grapefruitsirup

2 Tassen Wasser	*abgeriebene Schale 1/2 rosa*
2 Tassen brauner Zucker	*Grapefruit (ungespritzt)*
1 TL weiße oder rote	*2 rosa Grapefruits*
Pfefferkörner	

Das Wasser köchelt mit dem Zucker, Pfeffer und der abgeriebenen Schale 30 Minuten unter ständigem Rühren, dann wird es durch ein dünnes Leintuch gefiltert. Gießen Sie den Saft der Grapefruit zu und füllen Sie den Sirup ab. 1 EL ergibt mit 1/4 l Mineralwasser ein erfrischendes Getränk. Dekorieren Sie jedes Glas mit Zitonenmelisse oder Pfefferminzblättern.

Sex oder Verzicht im Sommer

Pitta gilt als Dosha der Leidenschaft. Doch Vorsicht bei einer Erhöhung im Sommer. Jetzt kann Sex aufgrund der Hitze auszehrend wirken. Daher empfahlen die Altmeister des Ayurveda Sex in den warmen Monaten nur einmal alle zwei bis drei Wochen. Nach Charaka sollte man in der heißesten Jahreszeit ganz auf sexuelle Aktivitäten verzichten. Die Hitze trocknet den Körper aus. Schnelle Bewegungen und Schwitzen sind dann ungünstig. Sex erhitzt und steigert Pitta weiter.

Äußerst ungesund ist die Kombination einer grundsätzlichen Pitta-Konstitution, Wärme und einer Lenkung durch Rajas, die leidenschaftliche Energie. Pitta schwillt noch mehr an, und die Leidenschaft kann in wilde Begierde und aggressives Verhalten umschlagen. Nicht zuletzt deshalb ist bei erhöhtem Pitta eine vegetarische Ernährung gesundheitsfördernd.

Gesunde Enthaltsamkeit

Um die sexuelle Energie dauerhaft zu bewahren und den Körper nicht zu sehr zu schwächen, empfehlen die Inder zeitweilige Selbstbeherrschung. Ayurveda lehrt, daß der Körper aus sieben Bereichen, sogenannten Dhatus, aufgebaut ist, deren Gewebe sich untereinander versorgen. So nährt Blutplasma beispielsweise das Blut; die Reihenfolge setzt sich über Muskeln, Fett, Knochen und alle festen Körperteile, Knochenmark und Nerven sowie die reproduzierenden Zellen – Eizellen und Samen – fort. Sie stehen am Ende einer langen Versorgungskette und enthalten hochpotenzierte Lebensenergie. Diese wiederum nährt die qualitativ wertvollste Energie des Körpers: Oja, das Immunsystem. Verliert nun ein Mann regelmäßig Samen, besitzt er keine optimale Abwehrkraft mehr. Die empfohlene Phase für sexuelle Zurückhaltung sind die heißen Monate. Wer nicht auf Sex verzichten will, sollte die vorhandene Energie lenken lernen und regelmäßig stärkende Rasayanas einnehmen, z. B. täglich 1–2 TL Chyavanprash.

Den Atem lenken

An heißen Tagen hilft eine bewußte Atmung, die erwünschte Energie zu konzentrieren. Der Atemfluß garantiert Lebensenergie und damit auch sexuelle Energie. Mit dem Sauerstoff wird Prana eingeatmet, die Energie schlechthin. Das ist ein Grund, warum der Ort eines intimen Zusammmentreffens bedeutsam ist: An Plätzen mit negativer Energie wird zuwenig Prana eingeatmet. Hier kann kein zufriedenstellender Sex stattfinden.

Sie können das Atmen in Yoga-Sitzungen schulen. Geübten Yogis gelingt es, während des sexuellen Höhepunkts den Atem anzuhalten und die nächste Ausatmung hinauszuzögern. Behalten Sie Prana im entscheidenden Augenblick so lange wie möglich in sich. Auf diese Weise spüren Sie die beim Orgasmus freigesetzte Energie stärker. So wie Prana beim Einatmen eingesogen wird, so wird Energie beim Ausatmen hinausgestoßen. Das erklärt, warum manche Menschen beim Orgasmus schreien.

Die Natur hat den weiblichen Zyklus raffiniert geplant: Ausgerechnet an den Tagen des Eisprungs schnellt Pitta nach oben, das Dosha der Leidenschaft. Manche Frauen wirken jetzt besonders attraktiv. Steigt Pitta mit hohen Temperaturen weiter, kann es sein, daß Sie plötzlich gereizt reagieren. Kurz vor der Menstruation befindet sich Pitta auf seinem zyklischen Höhepunkt: Die Laune schwankt, Aggressionen sind möglich, Magen-Darm-Störungen oder Kopfschmerzen können hinzukommen. Schulmediziner sprechen vom Prämenstruellen Syndrom. Ayurvedische Ärzte erkennen eindeutige Symptome erhöhten Pittas. Dieses Dosha steuert den Hormonhaushalt. Die Östrogenausschüttung ist zum Zeitpunkt des Eisprungs am höchsten.

Sommersport

Sportliche Anstrengung ist in der heißen Jahreszeit ungesund. Übermäßiges Schwitzen trocknet aus und schwächt. Wählen Sie daher Sportarten, die nicht zu sehr belasten: zum Beispiel Gymnastik, Schwimmen, Ballspiele, Reiten, leichte Wanderungen. Meditative Körpertrainings wie Yoga schenken Gelassenheit und beruhigen hitzige Temperamente. Betätigen Sie sich im Schatten oder in Sporthallen und Fitneßcentern. Duschen Sie anschließend kühl. Der Körper verträgt zusätzliche Aufheizung an warmen Tagen nicht gut. Natürliche Pulver wie weißes Sandelholz oder deodorierende Alaunsteine helfen, den Schweiß zu stoppen. Wassersportarten kühlen ab. Sie sind im Sommer ideal.

Im Sommer reisen

Fahren Sie im Sommer in die warmen Sommerferien. Das garantiert geringe Temperaturunterschiede. Wer Erholung und Entspannung im Urlaub sucht, sollte den Klimastreß meiden. Problematisch sind alle extremen Wechsel. Reisen Sie im warmen Sommer in eine kalte oder regnerische Region, wird der Organismus irritiert. Anpassungsschwierigkeiten wie Schlafstörungen, Verdauungsbeschwerden und Kopfschmerzen sind die Folgen.

Sommerziele

Verbringen Sie den Sommerurlaub in gemäßigten Klimazonen. Legen Sie sich nicht in die pralle Sonne. Mittel- und Hochgebirge sind interessante Ziele.

Ideal ist kühleres Klima. Fahren Sie in Landstriche mit gleichbleibenden, milden Temperaturen. Nordeuropa und die Alpen sind günstig. Hier weht der Wind, der das hitzige Pitta abkühlt. Zudem ist die Küche hier nie scharf. Das ist bei erhöhtem Pitta wichtig. Auch ein Aufenthalt auf einer Insel ist im Sommer angenehm – vorausgesetzt die Temperaturen klettern nicht über 25 °C. Schwimmen Sie viel, denn das Wasser wirkt kühlend. Gesund ist auch eine Schiffsreise im Sommer. Die feuchte Luft sorgt für eine Erhöhung des Wasserelements im Körper und dieses balanciert Pitta aus. Für Liebhaber von Fernreisen bieten sich die nordamerikanische Atlantik- und Pazifikküste oder Neuseeland an.

Meiden Sie nach Möglichkeit Hektik und Großstädte. Auch ein Aufenthalt in Industriegebieten führt zu einem weiteren Pitta-Anstieg. Im heißen Sommer stabilisieren Ruhe, Entspannung und Faulenzen in unbelasteter Luft die Gesundheit.

Für alle Fälle

Bei Sonnenbrand nehmen Sie Sandelholzöl oder Kokosöl. Beide kühlen die Haut. Ölen Sie sich sparsam ein. Bedenken Sie, daß Hitze Pitta schürt, und bleiben Sie im Schatten. Gegen Insekten reiben Sie die Haut mit verdünntem Basilikumöl oder Himalayazedernöl ein: Geben Sie hierfür 3 Tropfen ätherisches Öl auf 1 EL Pflanzenöl. Haben die Mücken Sie bereits gestochen, desinfiziert Niembaumöl die Stiche.

Das Immunsystem bei Hitze stärken

Ayurveda-Spezialisten sprechen von einem weltweiten Anstieg der Pitta-Symptome aufgrund von Temperaturanstieg, Streß, Medikamentenkonsum, Umweltverschmutzung und zuviel Kontakt mit Chemikalien. Beugen Sie vor – besonders im Sommer.

Das süße Chyavanprash ist ein geeignetes Nahrungsergänzungsmittel in den warmen Monaten. Es stärkt und versorgt Sie mit Vitamin C. Nehmen Sie morgens 1 TL davon.

Bereiten Sie sich eine verdauungsfördernde Gewürzmischung zu, die den schwachen Stoffwechsel im Sommer anfeuert. Braten Sie 4 EL Anissamen und 4 EL Kreuzkümmel trocken in einer Pfanne an. Sie werden abgekühlt mit 6 EL getrockneten Kokosflocken und 3 EL braunem Rohrzucker vermischt und trocken gelagert. Nach jeder gekochten Mahlzeit kauen Sie langsam 1/2–1 TL davon. Anis und Kreuzkümmel gelten als scharf. Dieser Geschmack regt die Verdauungssäfte an. Der Zucker gleicht bei erhöhtem Pitta die Schärfe aus, so steigt das Dosha nicht.

Bei Aufregung und mangelnder Konzentration hilft 1 TL weiches Ghee mit 1/2 TL Ahornsirup verrührt. Die süße Paste wirkt beruhigend.

Die kleine Entschlackungskur

Die zweite Entschlackungszeit sollte gegen Ende des Sommers durchgeführt werden, wenn die Tage und Nächte abkühlen. Der Organismus muß sich nun auf trockene oder feuchte Kälte einstellen. Jetzt bauen Sie Pitta ab. Dabei helfen orale Abführmittel. Lange Fastenkuren gehören nicht ans Sommerende.

Nach dem Entschlackungswochenende passen Sie die Ernährung dem aktuellen Klima an: Sie orientieren sich an Vata, wenn ein kühler Wind über die Landschaft weht, oder an Kapha, wenn Regenwolken den Himmel verdecken. Die Übergangsphase im Herbst erfordert etwas Anpassungsgeschick.

Besorgen Sie sich für die Pflege in der Apotheke je 10 ml Rizinusöl, Sandelholzöl und Pfefferminzöl, je 50 g weißes Sandelholzpulver und Ton, 100 ml Rosenwasser sowie 50 ml Aloe-vera-Gel. Im Kräuterfachhandel erhalten Sie je 50 g getrocknete Veilchenblätter, Minze und Salbei sowie 1 Stange Manna und im Lebensmittelhandel Weizenvollkornmehl, 1 Yoghurt, 3 l Milch, Gelbwurz, Koriander, Fenchelsamen und Kümmel sowie 1 Bund frische Pfefferminze. Kichererbsenmehl, Ajwain, Amla-Pulver, Kokosöl und Berberitzenbeeren können Sie preiswert über Versandhäuser bestellen.

Natürliche Vorsorge – moderne Ansprüche

Der Körper speichert am Ende des Sommers die Energie der sommerlichen Hitze, um so für den Winter gerüstet zu sein. Die Folge ist erhöhtes Pitta. Es wird jedoch in den nächsten Monaten nicht mehr gebraucht: In geheizten Häusern mit fließend warmem Wasser und warmer Kleidung sind natürliche Energiespeicher im Organismus plötzlich überflüssig, mitunter sogar schädlich. Sie sollten Pitta daher reduzieren. Dazu eignet sich die kleine Entschlackungskur optimal.

Am Freitag starten

Führen Sie an diesem Wochenende zweimal ab: Das erste Mal zur Einstimmung am Freitag abend. Das zweite Mal wird am Sonntag am späten Vormittag abgeführt. Trinken Sie je 10 ml Rizinusöl. Frische Ingwerstückchen vertreiben den unangenehmen Ölgeschmack rasch. Wenn Sie das Abführmittel abends einnehmen, wirkt es über Nacht langsam, aber gründlich. Ein Erfolg ist am Morgen zu erwarten.

Die Poren öffnen

Ein Ganzkörperpeeling reinigt die Haut effektiv, entfernt trockene Hautschuppen und fördert die Durchblutung. Im Sommer und im frühen Herbst benutzen Sie eine Mischung aus 1 EL Kichererbsenmehl, 1 EL Amla-Pulver, 1 TL weißem Sandelholzpulver und dem Saft einer Zitrone. Ist die Masse zu trocken, gießen Sie etwas Wasser zu. Dann verreiben Sie sie kreisend auf der Haut und duschen lauwarm oder kühl, keinesfalls heiß. Verteilen Sie die Masse im Gesicht nur dünn, und sparen Sie die Augenpartie aus. Gepflegt wird die Haut danach mit flüssigem abgekühlten Kokosöl.

Erfrischende Yoghurt-Maske

Sie verrühren 2 gehäufte EL Yoghurt, 2 EL weißen Ton mit 1 TL Rosenwasser, verteilen die Maske auf Gesicht, Hals und Dekolleté und lassen sie antrocknen. Diese Maske beruhigt und kühlt die Sommerhaut. Waschen Sie sie lauwarm ab, und betupfen Sie die Gesichtshaut großzügig mit kühlem Rosenwasser.

Süßes oder Herbes am Abend

Zum Abendessen zwischen 18 und 19 Uhr bereiten Sie eine kleine Gemüseplatte: insgesamt 150 g fettarm gedünstete Karotten, Kürbis, Zuckerschoten, Zucchini, Spinat oder Artischocken pro Person. Verwenden Sie kein Salz, und würzen Sie mild mit Schwarzkümmel, Kümmel sowie Fenchel- oder Selleriesamen. Geben Sie 1/2 TL Kokosöl oder Ghee an das Gemüse. Karotten, Kürbis, Zucchini und Spinat können Sie pürieren, mit dem Saft einer Orange oder einer halben Grapefruit verfeinern und mit 1 EL Sonnenblumen- oder Kürbiskernen bestreuen. Zu den Zuckerschoten oder Artischocken servieren Sie ein Frucht-Chutney: 4 Aprikosen oder 1 Birne werden gewaschen, entsteint, kleingeschnitten und mit 2 gehäuteten Tomaten, 1 TL Berberitzenbeeren, 1 EL braunem Rohrzucker und dem Saft 1/2 Zitrone weich gedünstet. 1 EL kleingehackte Blätter Zitronenmelisse oder Zitronenthymian aromatisieren.

Die roten getrockneten Berberitzenbeeren wirken laut Ayurveda blutreinigend, kühlen den Körper und senken Pitta. Kochen Sie sie mit Gemüse, und kauen Sie sie im Sommer häufig roh. Sie enthalten viel Vitamin C. Ein weiteres, Pitta senkendes Naturprodukt ist Manna. Lutschen Sie das klebrige Innere. Essen Sie aber nicht die Kerne, die Hülle und die harten Zwischenwände der Pflanze. Vorsicht: Manna wirkt abführend.

Kühl entspannen

Gehen Sie abends an einem kühlen Fluß oder See spazieren. Erlauben es die Temperaturen, reduziert ein erfrischendes Bad im Freien das heiße Pitta. Wer einen geschützten Balkon oder eine Terrasse besitzt, schläft warm eingepackt draußen.

Gönnen Sie sich eine gesunde Leckerei vor dem Schlafengehen: Haritaki. Die in Versandhäusern erhältlichen, eingelegten Früchte des Rispigen Myrobalanenbaums balancieren alle drei Doshas aus.

Am Samstag pflegen und entschlacken

Reinigen Sie das Gesicht am Morgen mit einer Gewürzmassage. Sie mischen dafür 2 gehäufte TL Weizenvollkornmehl mit 1/2 TL pulverisierter Gelbwurz und rühren es mit etwas Wasser an, so daß eine zähe Paste entsteht. Massieren Sie die Masse sanft mit den Fingerspitzen in die Gesichtshaut ein. Die Augenlider werden ausgespart. Intensiv sollten Sie sich der häufig zu Fettigkeit neigenden Stirn, der Nasenpartie und dem Kinn widmen. Auch der Hals wird miteinbezogen. Anschließend duschen Sie lauwarm mit Kichererbsenmehl anstelle von Seife. Rosenwasser ist ein erfrischendes Gesichtswasser. Als Bodylotion verwenden Sie Aloe-vera-Gel. Wer stark schwitzt, verwendet pulverisiertes Sandelholz als Deodorant.

Vitaminreich starten

Frühstücken Sie mit süßen Beeren: 150 g Erdbeeren, Himbeeren, Brombeeren, Weintrauben, Pfirsiche oder Aprikosen werden evtl. mit 1 EL eingedicktem Birnensaft gesüßt und mit 1 EL Rosinen und 1–2 EL Weizenkleie oder Leinsamen bestreut. Weintrauben und Rosinen wirken kühlend auf den Körper. Genießen Sie sie an diesem Wochenende.

Dazu trinken Sie Kräutertee: z.B. Brombeer-, Johannisbeerblätter- oder Matetee. Sie dürfen schwach mit braunem Rohrzucker süßen, sollten aber auf Zitrone verzichten. Kaffeeliebhaber können Getreidekaffee mit oder ohne Milch probieren. Wer zwischendurch Durst verspürt, probiert 1/2 TL weißes Sandelholzpulver in einem Glas kühlem Wasser aus.

Minze erfrischt die Haut

Eine Ganzkörpermassage mit pulverisierter, getrockneter Minze erfrischt am späten Vormittag. Zerreiben Sie 4 EL getrocknete Minzeblätter im Mörser. Dann nehmen Sie wenig Pulver in beide Handflächen und reiben fest über den Körper. Sie beginnen kreisend am Gesicht, streichen Hals, Brust und dann Nacken und Schultern soweit wie möglich hinunter. Die Arme behandeln Sie mit sanftem Druck der Finger Richtung Schultern. Bauch und Po werden kreisend massiert. Die Beine streichen Sie in der Hocke von den Füßen hoch bis zur Hüfte.

Innerlich gestärkt

Blutreinigende Aufgüsse verbessern die Versorgung der Haut und stärken das Immunsystem. Kochen Sie 1/2 TL pulverisierte Gelbwurz, Koriandersamen oder Ajwain mit einem Becher Wasser einmal auf, und trinken Sie es zusammen mit den Gewürzen. Sie können Gewürzwasser kurmäßig im Sommer 3–6 Wochen lang täglich zubereiten – am besten vormittags zur Pitta-Zeit.

Sommerlich leicht ernährt

Führen Sie in der Pitta-Zeit keine strengen Fastenkuren durch. Hohe Temperaturen verbieten eine radikale Diät. Erlaubt sind an diesem Entschlackungswochenende süße, bittere und herbe, rein vegetarische Speisen. Essen Sie keine Milchprodukte, da sie Säure enthalten, die Pitta steigert. Zimmerwarme Kuhmilch dürfen Sie allerdings trinken. Verzehren Sie Speisen lauwarm. Das gleicht das hitzige Pitta aus. Bevorzugen Sie gekochte Gerichte, sie sind leichter verdaulich als rohe Salate. Würzen Sie mit frischen Kräutern. Mittags sollten Sie die Hauptmahlzeit mit 200–250 g Gemüse pro Portion zu sich nehmen.

Bereiten Sie sich eine Gewürzmischung, von der Sie nach dem Essen 1/2 TL langsam kauen: Mischen Sie hierfür ganze Fenchelsamen, Kümmel oder Kreuzkümmel und getrocknete Berberitzenbeeren zu gleichen Teilen. Sie verbessern die Verdauung und versorgen mit Vitamin C.

Trinken Sie tagsüber Kräutertees, aber keine Fruchttees oder Fruchtsäfte. Getrocknete Kamille, Hollunder oder frische Minze schmecken als Tee aufgebrüht lecker. Fencheltee stärkt die Verdauung. Das ist wichtig. Veilchentee reduziert Pitta. Für die Zubereitung des Tees übergießen Sie 2 gehäufte TL getrocknete Veilchenblätter mit 1/4 l kochendem Wasser und lassen sie 10 Minuten ziehen. Die Tees werden schwach mit braunem Rohrzucker gesüßt. Verwenden Sie keinen Honig.

Bereiten Sie abends eine Gurkensuppe: 1/2 Salatgurke und 1 Kartoffel schälen und grob raspeln. Sie kochen mit 1/2 TL Anis in 1/4 l Gemüsebouillon einmal auf, garen in 10 Minuten weich, werden dann mit 1 EL feingehacktem Dill bestreut und lauwarm gelöffelt. Dazu paßt Weizenvollkorn- oder Dinkelbrot. Eine Alternative dazu ist die Auberginensuppe: 1 große violette Aubergine mit 1 Karotte würfeln, mit je 1/2 TL Kümmel und Fenchel in 1 TL Ghee andünsten, mit 1/4 l Gemüsebouillon auffüllen, weich köcheln und pürieren.

Ghee kühlt ab

Bei großer Hitze kühlt eine Massage mit Ghee am Ende des Tages. Sie verflüssigen 1 gehäuften TL Ghee, lassen es abkühlen und rühren 1/2 TL weißes Sandelholzpulver unter. Sie massieren langsam Gesicht, Hals und Dekolleté. Waschen Sie das Fett nicht sofort ab; es soll 30 Minuten einziehen.

Abends nur noch entspannen

Ruhige Gespräche mit Freunden beruhigen am Abend. Lesen Sie an diesem Wochenende keine aufregenden Krimis, und schauen Sie sich keine Actionfilme an. Leise Musik, Entspannung und Meditation helfen, ruhiger zu werden und Distanz zum Alltagsstreß zu schaffen.

Reiben Sie sich vor dem Schlafen mit Sandelholzpulver ein: Sie verrühren 1 gehäuften EL pulverisiertes, weißes Sandelholz mit 2 EL Rosenwasser. Die Mischung wird nicht abgewaschen.

Sonntag weiter Pitta abbauen

Ölen Sie sich morgens von Kopf bis Fuß mit Pfefferminzöl ein. Es wirkt kühlend. Sie verdünnen 3 Tropfen des ätherischen Öls mit 1 EL Senf- oder Distelöl. Wer die Haarwäsche plant, massiert das Öl auch in die Kopfhaut ein. 20 Minuten später duschen Sie lauwarm.

Zum Frühstück essen Sie ein Müsli: 1 EL Dinkelflocken, 1 TL Weizenkleie, 1 EL Mandelstifte, 1 EL Rosinen, 100 g süßes Obst und 1/8 l lauwarme Milch. Dazu schmeckt Tee aus frisch aufgebrühten Pfefferminzblättern. Das Mittag- und Abendessen bereiten Sie wie an den Tagen zuvor – nur variieren Sie die Gemüsesorten und Gewürze.

Pitta über den Darm ausleiten

Führen Sie ein zweites Mal mit Manna ab. Es hat eine schwächere Wirkung als Rizinusöl. Sie lutschen morgens zunächst 3 cm der schwarzen inneren Masse. (Hülle, Kerne und Zwischenwände der Pflanze nicht mitessen!) Bei ausbleibendem Erfolg gibt es »Nachschlag«. Eine Alternative ist 1 EL Bittersalz in 1/2 l Mineralwasser aufgelöst am Vormittag.

Aktiv im Schatten

Planen Sie für den Nachmittag eine Fahrradtour durch waldiges Gebiet, verabreden Sie sich zu einer Ruder-, Kanupartie, mieten Sie ein Segelboot, spielen Sie Federball, Golf oder machen Sie leichte Gymnastik. Setzen Sie sich aber nicht der prallen Sonne aus. Nach dem Sport duschen Sie lauwarm und reiben den Körper mit verdünntem Sandelholzöl ein.

Einkaufsliste

Indische Versandhäuser

Ajwain (Ajowan)
Aloe-vera-Gel
Amla-Pulver
Amla-Früchte (in Sirup)
Asafoetida (Asant, Hing)
Ashvagandha (Pulver, Tabletten, Kapseln)
Avocadoöl
Ayurveda-Öle
Basilikumöl
Berberitzenbeeren
Bockshornkleesamen
Chyavanprash
getrocknete Curryblätter
Eukalyptusöl
Flohsamenschalen
Guggul (mit und ohne Trifala)
Haritaki
Himalayazedernöl
Jojobaöl
Kichererbsenmehl
rote Linsen
Massagehandschuhe aus Seide

gelbe Mungbohnen
Mungbohnenmehl
indische Myrrhe (Guggul)
indisches Nardenöl
Nasendusche
Niembaumblätter
Niembaumöl
Nußgrasöl
langer Pfeffer
brauner Rohrzucker (Jaggery)
Safranfäden
Sandelholzöl
weißes Sandelholzpulver
Schwarzkümmel
Schwarzkümmelöl
getrocknete Spargelwurzeln
schwarzes Steinsalz
Trifala
Trikatu
ayurvedisches Zahnpulver
Zedernholzöl
Zitronenminzöl
Zungenschaber

Bio-Geschäfte und Reformhäuser

Agar Agar (pflanzliches
Bindemittel)
eingedickter Apfelsaft
Avocadoöl
Baldriantee, -tabletten, -tropfen
Basilikumöl
eingedickter Birnensaft
Brennesseltee
Distelöl
Getreidekaffee (Zichorien-
kaffee)
kaltgeschleuderter Honig
Jojobaöl
Kamillenöl

Kokosflocken
Lemongrasöl
Maisöl
Majoranöl
Mandelöl
Mate
Nelkenöl
Rohmilch
brauner Rohrzucker
Safranfäden
Sauerkrautsaft
Zedernholzöl
Zitronenöl

Gewürz- und Kräutergeschäfte

Angelikablätter
Anissamen
Asafoetida (Teufelsdreck)
Basilikumblätter
Basilikumöl
Berberitzenbeeren
Bockshornkleesamen
Brennesselblätter
Johanniskraut
Kamillenblüten
roter und grüner Kardamom
Lavendelblüten
Liebstöckelblätter
Lindenblüten

Majoranöl
Mate
Melissenblätter
Minzblätter
Orangenschalen
Rosenblütenblätter
Rosmarinblätter
Safranfäden
Salbeiblätter
Schafgarbe
Spargelwurzeln
Süßholzwurzeln
Thymian
Veilchenblätter

Apotheken

Alaunpulver
Aloe-vera-Gel
zehnprozentiger Alkohol
Ashvagandha (Tabletten,
Kapseln)
Ayurveda-Öle
Baldriantee, -tabletten, -tropfen
Basilikumöl
Chyavanprash
Guggul (mit und ohne Trifala)
Heilerde
Irrigator mit Klysopompspritze

Kamillenöl
Kansvel (Guduci, Firma
Ayurmedica)
Nasendusche
Nelkenöl
Rizinusöl
Rosenwasser
Salbeiöl
geschnittene Süßholzwurzeln
pulverisierter Ton
Vaseline

Versandhäuser mit ayurvedischen Produkten

Samudra
Schillerstr. 16
D-09247 Kändler
Tel. und Fax: 0 37 22/8 83 84

Indu-Versand
Turmstr. 7
D-35085 Ebsdorfergrund
Tel.: 0 64 24/39 88
Fax: 0 64 24/49 40

Sat Nam Versand
Rhönstr. 117–119
D-60385 Frankfurt
Tel.: 0 69/43 44 19
Fax: 0 69/43 85 71

Ayurveda Shop
Roland W. Rau
Jenaer Str. 4
D-64372 Ober-Ramstadt
Tel.: 0 61 54/63 08 63
Fax: 0 61 54/63 08 64

Govinda-Versand
Bahnhofstr. 9–13
D-69115 Heidelberg
Tel.: 0 62 21/16 41 57
Fax: 0 62 21/60 27 88

Lakshmi-Versand
Katharina von Nagy
Rudolf-Hausner-Str. 4/1
D-74653 Künzelsau
Tel.: 0 79 40/5 78 91
Fax: 0 79 40/5 78 93

Ayursan
Thomas Ostermayer
Heilsbergweg 10
D-78244 Gottmadingen
Tel.: 0 77 31/7 38 50
Fax: 0 77 31/7 38 60

Ayurvedic Multi Cosmetics
V. Navazio
Türkenstr. 68 a
D-80799 München
Tel.: 0 89/28 23 16
Fax: 0 89/2 80 56 59

Duft und Schönheit
Lager und Versand
Neustifterstr. 23
D-80807 München
Tel.: 0 89/3 54 46 00
Fax: 0 89/3 54 36 53

Seva
Helga M. Schmidt
Leutstettener Str. 67 a
D-81477 München
Tel.: 0 89/7 80 97 77
Fax: 0 89/7 80 97 76

Friends & Family Germany
Ayurtonica
Candidplatz 9
D-81543 München
Tel.: 0 89/66 99 11
Fax: 0 89/66 99 16

Santulan
Brigitte Heinrich
Menzelstr. 2
D-81679 München
Tel.: 0 89/98 37 73
Fax: 0 89/9 82 83 30

Ganesha
Aman V. Auer
Hadorfer Str. 9 a
D-82319 Starnberg
Tel.: 0 81 51/7 86 75
Fax: 0 81 51/2 97 83

Friends & Family Austria
Ayurtonica
Hauptstr. 436
A-6290 Mayrhofen
Tel.: 0 52 85/6 00 53
Fax: 0 52 85/6 00 90

Glossar

Abhyanga Ölmassage des ganzen Körpers.

Agni Verdauungsfeuer im Magen. Es ist nach dem hinduistischen Feuergott Agni benannt. Agni ist gleichzusetzen mit Magensäure und Gallensaft.

Ama Stoffwechselschlacken; der Sanskrit-Begriff bedeutet »Unverdautes«.

Amla Vitamin-C-reiche Frucht, in Sirup eingelegt oder als Pulver erhältlich. Der botanische Name ist Emblica officinalis oder Phyllanthus emblica; auf Deutsch heißt diese Frucht Aschfarbene Myrobalane. Amla-Bäume wachsen in Mittel- und Südindien. Sie gelten als Tonikum für Haut und Haare und wirken blutreinigend. Das Pulver wird zur Haarwäsche benutzt.

Ashvagandha Ayurvedische Heilpflanze, botanischer Name: Withania somnifera, Winterkirsche. Sie bekommen sie als Pulver oder Tabletten im Versand und in Apotheken. Ashvagandha erhitzt und sollte nicht im Sommer oder bei einer Pitta-Konstitution genommen werden.

Atharvaveda Eine der vier vedischen Schriften. Sie beschäftigt sich eingehend mit der Behandlung von Krankheiten.

Ayur Sanskrit-Begriff: Leben.

Ayurveda Wissenschaft bzw. Lehre vom Leben im Sinn eines gesunden, langen, ethisch einwandfreien Lebens.

Basti Einlauf mit Wasser zur Mastdarmreinigung oder mit Öl zur Beruhigung und Nährung des Darms.

Brahmanen Angehörige der obersten Kaste des indischen Gesellschaftssystems, zunächst nur Priester. Sie herrschten in vedischer Zeit und kultivierten das Sanskrit zur Gelehrtensprache. Brahma ist der höchste hinduistische Gott und Schöpfer. Als Schutzgott im Volksglauben hat ihn jedoch Shiva verdrängt.

Chakra Der menschliche Körper besitzt sieben Chakren, die auf der Körpervorderseite vom Damm bis zum Scheitel übereinander liegen. Es sind Energiepunkte, über die die inneren Organe und das Gehirn zu beeinflussen sind. Die Lehre der Chakren stammt aus Indien und ist mindestens so alt wie Ayurveda. Das Wort bedeutet Rad oder Energiewirbel. Viele Vaidyas beziehen die Chakren mit in ihre Therapie ein, zumal sie mit wichtigen Marma-Punkten übereinstimmen.

Chronobiologie Wissenschaft, die die natürlichen Rhythmen im Lauf des Jahres als Ursache für Krankheit erforscht. Die Chronomedizin nutzt die Erkenntnisse bei der Behandlung. Die Chronopharmakologie paßt die Medikamentengabe dem biologischen Körperrhythmus an, um die Wirkung zu steigern und die Dosis gering zu halten. Chronos stammt aus dem Griechischen und bedeutet Zeit.

Chyavanprash Natürliches ayurvedisches Stärkungsmittel mit den Vitamin-C-reichen Amla-Früchten (Emblica officinalis), Heilkräutern, mineralischen Aufbereitungen sowie Edelsteinasche. Es ist eine wirksame Nahrungsergänzung für alt und jung. Darüber hinaus gilt es als Aphrodisiakum.

Dhatu Sieben verschiedene Gewebearten im menschlichen Körper. Zellen, die sich untereinander versorgen: Blutplasma, Blut, Muskeln, Fett, Knochen, Nägel und Zähne, Knochenmark und Nerven, Fortpflanzungszellen: Eizellen und Samen. In dieser Reihenfolge versorgen sich die Körperbereiche mit Energie. Ist ein Teil geschwächt, werden die nachfolgenden nicht mehr optimal versorgt und das Immunsystem – Oja – wird geschwächt. Es bezieht seine Kraft aus dem sogenannten reproduzierenden Gewebe, weiblichen Eizellen und männlichem Samen.

Dosha Körperlich, psychisch und geistig prägende Prinzipien, die in jedem Menschen in unterschiedlicher Ausprägung und Zusammensetzung wirken. Die drei Doshas Vata, Kapha, Pitta können auch als Energien verstanden werden. Ausbalanciert bewahren sie Gesundheit. Besteht ein Ungleichgewicht, verursachen sie Krankheitsanfälligkeit und schließlich Krankheit. Beschwerden ordnen Vaidyas eindeutig einzelnen Doshas zu. Die Doshas existieren zudem in der Natur. Die wörtliche Übersetzung des Sanskrit-Begriffs Dosha – »Fehler« beziehungsweise »Mangel« – ist irreführend.

Ghee Butterschmalz, geklärte Butter. Hausgemachte Ware ist nach Ayurveda industrieller vorzuziehen. Schmelzen Sie ein Pfund frische Sauerrahmbutter auf kleiner Flamme, und lassen Sie sie so lange köcheln, bis der Wasseranteil der Butter verdampft ist. Das ist erreicht, wenn ein Tropfen Wasser zischend auf dem Fett zerplatzt. Schöpfen Sie den weißen Schaum ab, oder lassen Sie ihn am Boden absetzen. Beim Umfüllen muß er im Topf bleiben. Butterschmalz ist länger haltbar und kann höher erhitzt werden als Butter. Es enthält kein Cholesterin und ist frei von tierischem Eiweiß. Ghee kühlt die Haut, baut Pitta ab und fördert Heilungsprozesse. Speisen verleiht es einen unverwechselbaren Geschmack.

Guggul Ayurvedisches Medikament aus dem Harz der indischen Myrrhe. Guggul stärkt die Nerven, steigert die Durchblutung, senkt den Cholesterinspiegel und soll Fett abbauen. Es gilt als Rasayana bei erhöhtem Kapha und ist rezeptfrei in Apotheken als Granulat oder Tabletten erhältlich.

Guru Lehrer, Meister.

Hindi Überregionale Sprache Indiens. Viele ayurvedische Pflanzen- und Medikamentennamen sind in Hindi bekannt.

Kapha Eines der drei Doshas, benannt nach dem Sanskrit-Begriff für Schleim oder Verschleimung. Ein Symptom, das durch zuviel Kapha im Körper ausgelöst wird. Kapha symbolisiert das Kalte, Schwere und Feuchte. Es schwillt im Frühjahr bei der Schneeschmelze sowie im Herbst bei Regen oder hoher Luftfeuchtigkeit an. Kapha garantiert die Bodenständigkeit eines Menschen.

Karma Schicksal, für das jeder selbst verantwortlich ist. Es bestimmt nach hinduistischem und buddhistischem Glauben die Wiedergeburt und die Erlösung.

Mantra Meditationshilfe in Form eines Bildes oder einer Silbe, auf die sich die Meditierenden konzentrieren. Einige Mantras – wie die Silbe Om – gelten als heilig.

Marma 107 Marma-Punkte liegen verteilt vom Kopf bis zu den Füßen am gesamten Körper. Es sind Energiepunkte, über die der Körper stimuliert werden kann. Das nutzen Spezialisten bei der Marma-Massage. Werden wichtige Marmas verletzt, sind Schmerzen die Folge, wesentliche Körperfunktionen werden eingeschränkt, manchmal tritt sogar vorzeitig der Tod ein. Ayurvedische Chirurgen achten bewußt darauf, Marma-Punkte nicht zu durchtrennen. Die sieben Chakren zählen zu den Marmas.

Oja Schulmedizinisch: körpereigenes Immunsystem. Es ist gleichbedeutend mit Lebensenergie. Nach ayurvedischer Vorstellung funktioniert Oja nur optimal, wenn keine Stoffwechselschlacken – Ama – den Körper belasten.

Pancha Karma Wörtlich bedeutet der Name »fünf Handlungen«. Damit wird eine Entschlackungskur auf Fettbasis bezeichnet. Sie basiert traditionell auf Abführmethoden, Einläufen, Erbrechen, Aderlaß und einer Schleimausleitung über die Nase. Beliebt sind die begleitenden Ölmassagen und Ölgüsse, Schwitzbehandlungen.

Pitta Eines der drei Doshas, benannt nach dem Sanskrit-Namen für Galle. Es symbolisiert Hitze, Energie und reguliert die Verdauung wie den Stoffwechsel. Pitta steht für Veränderung, Intellekt und Kreativität.

Prakriti Urmaterie, materielle Natur, auch die von Geburt festgelegte Eigenart eines Individuums – im Gegensatz zu Purusha.

Purusha Bewußtsein – im Gegensatz zu Prakriti immateriell.

Rasa Geschmack; Ayurveda nennt die sechs Geschmacksrichtungen süß, sauer, salzig, bitter, herb bzw. zusammenziehend und sauer.

Rasayana Pflanzliches oder mineralisches Stärkungsmittel, Nahrungsergänzung, Aphrodisiakum – im Versand erhältlich.

Rigveda Eine der vier vedischen Schriften, entstanden vor dem Atharvaveda; enthält Hinweise auf medizinische Behandlungen und Priesterrituale im Krankheitsfall.

Samhita Wörtlich bedeutet der Begriff »Sammlung«; medizinische Lehrbücher heißen häufig nach ihrem Verfasser: ›Charaka Samhita‹.

Sanskrit Indische Gelehrtensprache; wie das Latein die Begriffe der Schulmedizin prägte, so stammen viele Namen ayurvedischer Medikamente oder Therapien aus dem Sanskrit.

Trifala Tri bedeutet drei. Das Pulver ist eine ayurvedische Mischung aus getrockneten Früchten. Sie schmeckt sehr sauer und enthält viel Vitamin C.

Trikatu Ayurvedische Mischung aus langem und schwarzem Pfeffer mit getrocknetem Ingwer zu gleichen Teilen.

Vaidya Ayurvedischer Arzt; geschützte Berufsbezeichnung traditionell ausgebildeter Ayurveda-Spezialisten. Die Ausbildung an der Universität dauert in Indien viereinhalb Jahre.

Vata Eines der drei Doshas, benannt nach dem hinduistischen Gott des Windes: Vayu. Es verkörpert das Prinzip der Bewegung und symbolisiert Kälte und Trockenheit. Es schwillt im Winter an.

Veden Sanskrit-Begriff: Veda bedeutet »Wissen«, »Lehre«. Die vier vedischen Schriften vermitteln den Wissensstand im Indien des zweiten Jahrtausends vor unserer Zeitrechnung.